常用方剂与中药

郎宝民 王宏伟 孙桂华 主编

U0201000

内蒙古出版集团

内蒙古科学技术出版社

图书在版编目（CIP）数据

常用方剂与中药 / 郎宝民，王宏伟，孙桂华主编.
—赤峰：内蒙古科学技术出版社，2014.7（2022.1重印）
ISBN 978-7-5380-2425-8

Ⅰ. ①常… Ⅱ. ①郎… ②王… ③孙… Ⅲ. ①方剂学
—基本知识②中药学—基本知识 Ⅳ. ①R28

中国版本图书馆 CIP 数据核字（2014）第 147388 号

出版发行：内蒙古出版集团　内蒙古科学技术出版社
地　　址：赤峰市红山区哈达街南一段 4 号
邮　　编：024000
邮购电话：（0476）5888903
网　　址：www.nm-kj.cn
责任编辑：那　明
封面设计：王　舜　卜小平
印　　刷：三河市华东印刷有限公司
字　　数：240 千
开　　本：880×1230　1/32
印　　张：8.25
版　　次：2014 年 7 月第 1 版
印　　次：2022 年 1 月第 3 次印刷
定　　价：58.00 元

常用方剂与中药
编委会

主　　编　郎宝民　王宏伟　孙桂华

副 主 编　何丽华　刘光宇　龙雅君　刘永华
　　　　　刘永春　谢占武　石福恒　李江红

参　　编　王雅君　刘亚茹　纪品川　王　玉
　　　　　国艳艳　孙海艳　陈鑫瑶　常志强

执行主编　丁广谦

目　录

绪 论

一、何为方剂学

方剂学是阐明研究治法、方剂、配伍规律及运用的一门学科，如何组织方剂是研究理法方药中的一个重要药物组成部分，即在辨证理法的原则下如何组织方剂。

二、方剂学的历史情况

根据文献推测方剂学起源于夏商时代，根据古老文献记载，在周代就有了方剂的配伍知识，《汉书·艺文志》中就有了方剂的记载，而《黄帝内经》对方剂的药物组成原则做了详细的阐述，人们至今还在沿用这种阐述。

我国历史上有价值的方剂书很多，除《伤寒论》、《金匮要略》、《黄帝内经》外，晋朝《肘后备急方》，南北朝的"药对"，唐朝的《千金要方》、《千金翼方》、《外台秘要》，宋朝的《太平圣惠方》(是由国家编写的第一部方书)、《局方》(我国第一部中药成典)、《圣济总录》、《济生方》、《小儿要治》，金元时代刘河间所著的书中方剂很多，很有实用价值。受当时社会环境影响，不同时期出现的方剂也各有特色。病机十九条中突出"火"字，方剂多是寒凉药(后人称为寒凉派)；张子和治病重在攻邪，外号"张大黄"，方剂基本以攻、吐、下为主(后人称为泻下派)；李东垣指出："内伤脾胃，百病由生"，其所用方剂基本从脾胃论治(后人称为补土派)；朱丹溪的《丹溪心法》慎用辛燥药，其认为人体"阳常有余，阴常不足"，故方剂常有滋阴降火功效(后人称为滋阴派)。明朝的《普济方》，李时珍的《本草纲目》以药阐明方剂；张景岳的《八振方》；清朝的《明医方论》、《删补明医

· 1 ·

方论》、《医方集解》、《汤头歌诀》、《温病条辨》等方剂,王清任的《医林改错》,尤其是几个逐瘀汤,都有非常好的疗效。解放后国家将全国各地的良方、验方搜集起来,编写了《中医方剂学》。

三、方剂学的学习方法

(一)关于歌诀

1.在理解的基础上记忆。

2.提倡多种记忆方法:①游戏中记忆法。②顺口溜(几个字)记忆。③边说边练习开处方边复习药物。④趣艺记忆法。⑤类比记忆法。⑥形象记忆法。⑦浓缩记忆法。

(二)牢记功效

功效及本方的理法原则。

(三)学会化裁

重点在于解方。

(四)分析复方

(五)归纳类方

记住原始方剂,可以带出好多方剂,如四君子汤加陈皮为异功汤,加半夏、陈皮为六君子汤,加木香、砂仁为香砂六君子。

(六)对比方剂,可知方剂的精华,采取如下方法:

1.功效特点的不同,如银翘散、桑菊饮。

2.主治症候特点的不同。

3.主药不同。记方剂突出三点:①药物组成。②功效。③理解配伍。除以上几点外,自古至今用药量不同。成人量掌握到克,特殊药物及毒性药物,药量单记,从小量用起,如石膏成人量15g,另外在辨证论治基础上加减。此外,一定要注意药物之间用药量的比例关系,尤其是"经方"的药量比例及先后煎法。

四、方剂学的参考书目

1.《医方集解》,尤其注意注解部分。

2.《汤头歌诀》,北京中医学院译著的。

3.《删补名医方论》,解释方解内容的。

4.《方剂学》,南京中医学院主编的第三版教材。

五、编写特点

本书共二十章,二十余万字。概述部分介绍了方剂学的历史情况、学习方法、参考书目、方剂与治法、方剂的组成等,方剂分类部分每章都介绍了定义、功效和适用范围、分类、注意事项,部分章节还介绍了使用方法。重点对225首方剂进行了详细介绍,包括:药物组成及简易记法、用法、功效、主治病症、方解、注意事项。部分方剂还介绍了应用体会,附有病例及应用比较。

第一章 方剂与治法

一、方剂与治法的关系

先有法,后有方,治法是治方的依据,"方从法立",也就是说方剂以治法为依据,方剂是完成治法的体现。在辨证论治前提下,正确运用方剂,有了法才能选用方剂,方从属于法,即"方从法立,以法统方"。

二、常用治疗大法

汗、吐、下、和、温、清、消、补法。

(一)汗法

通过宣发肺气,开泄肌腠,调畅营卫,促进发汗,助邪外出,祛邪愈病的都叫汗法。汗法适用于外感六淫之邪所致的表证。其作用是发汗、解肌、透疹、解毒、退肿(透疹必须用于疹未出或刚出的初期,手心见疹不可用发汗;退肿原则腰以上肿发汗,但是无表证不可用发汗;解毒如疮疡初起用汗法,无表证不用,因此汗法必须具备外感表证)。

注意事项:①外邪已入里,麻疹已透,疮疡已溃,不封口,自汗,盗汗,亡阴,亡阳绝对不能用汗法。②汗法以微微汗出,邪去为度。③服发汗剂要避风寒,忌油腻。

(二)吐法

通过催吐,使体内有形之邪随吐而出的一种治法。作用是使停留在咽喉、胸膈、胃脘的痰涎、宿食或毒物吐出的一类治法。适用于痰涎、服毒或饮食停滞等病症。

注意事项:①体质不好,年老体弱,妊娠,新产和产后原则禁用吐法。②以非实邪壅塞且病势急剧者不宜使用,禁止反复使用。③吐法易损伤胃气,要保护胃,服软食或健胃药。

㈢下法

通过荡涤肠胃积滞,如攻逐大便,利小便等治法为下法。下法的作用:①通导大便。②泄热。③攻逐水饮,寒积。泻下法适应范围广泛,凡病邪在肠胃,燥实停结,热结在里,冷积,水结,蓄血,瘀血,结痰,积水肿胀,虫积等病症皆可应用。

注意事项:年老体弱,妊娠,行经,有表证的不适于下法;妊娠时该用也得用,但使用下法不要过重。

㈣和法

通过和解调和达到邪去正不伤的治法就是和法。适用于伤寒邪在少阳,透达膜原,或病邪在三焦,或疟疾、风寒疟(也叫正疟)俱备邪在少阳的症候,肝脾不和,肝胃不和也可用和法,不是只有邪在半表半里(邪在少阳时)用和法。和法与汗、吐、下法专主攻邪及补法专主扶正不同,常与温、清、补、泻等法配合运用。和法主要分类有和解少阳、透达膜原、调和肝脾、疏肝和胃、分消上下、调和肠胃、表里双解等。

㈤温法

是通过温里、祛寒、回阳等治疗各种寒证的方法。是祛除寒邪,补益阳气的一种治疗方法,其作用为温中散寒,回阳救逆。主要适用于脏腑、经络受寒,脾胃虚寒,寒自内生,阴寒内盛,阳气衰微,寒邪凝滞经脉等病症。寒邪为病,温法又常与补法配合运用,因为阳虚与寒邪并存。温法与汗法配合,可用于表寒证。

注意事项:如内热火炽,阴液虚脱,真寒假热都不能用温法。

㈥清法

其功效是通过清热、泻火、凉血、解毒治疗各种热证的方法。适用于一切热病或热毒在里所致的各种病症。清法与下法配合用于热结里实证,与汗法合用可用于表热证。

注意事项:真寒假热,表邪不解,虚热,阳虚上浮,虚寒证均禁用,外感风热表证不适于用清法。

(七)消法

具有消食导滞,软坚散结作用。适用于病程较短,气、血、痰、食、水、虫形成的有形实邪积块尚未坚结,或已坚结,但病程较长,病势较缓,不宜攻下的症候。

注意事项:妊娠期间使用要注意。

(八)补法

是补益人体阴阳气血的方法。使脏腑或气、血、阴、阳的失调归于平衡的一种治法。适用于正气不足,体力虚弱的各种虚证。

注意事项:表邪未解或主邪在里者不宜使用,避免闭门留寇或邪实壅滞之弊。实证禁补,越虚越不受补,往往在补药中加理气药,用于虚不受补者。扶正可祛邪,在正气虚弱不能祛邪时,可酌用补法扶助正气,配合其他治法达到祛邪愈病目的。

八法并未完全把治疗方法全部包括,有时不能单用一法,常数法结合应用,即"一法之中,八法备焉,八法之中,百法备焉"。

第二章 方剂的组成

一、方剂的组成原则

方剂的药物组成不是同类相加药物组成，方剂是把药物有原则、有比例、有目的的组织起来，达到治疗目的。过去按君、臣、佐、使，这里按主、辅、佐、使。

1.主药：方剂药物组成当中针对病因或主证进行治疗不可缺少的药物，如麻黄汤中的麻黄是主药，加减当中去掉麻黄还叫麻黄某某方就错了。

2.辅药：辅佐帮助之意，方剂药物组成中协助主药治疗主证的药物是辅药；针对主要兼病或兼证起主要作用的药物。

3.佐药：

（1）方剂药物组成当中佐助主、辅药以加强治疗作用，治疗兼证和次要症候的药物都是佐药。如喘在外感病中叫兼证，即次要的症候。

（2）在一个方剂中对主要药有监制、消除或减弱主、辅药的毒性，或剧烈之性的药物。如半夏和生姜，生姜就为佐药，故对有毒药和剧烈作用的药物即为佐药。

（3）具有反佐作用的药物，如病重邪甚时，为防止拒药，配用与君药性质相反而又能在治疗中起相成作用的药物。如大队寒药中放点热药，反佐时量要少（不是所有的方剂中都有反佐药）。

4.使药：方剂中具有引领诸药到达病所特定部位的引经药物及调和方中诸药作用的药物叫使药。归经很重要，希望注意这个问题。

解释：临床组方不一定要求每一方都具备主、辅、佐、使。每味药也不限定一职。方剂是否具备主、辅、佐、使,也要视病症、病情与治疗的不同要求及选用药物的性能而定。但每一方中必须有主药。关于主、辅、佐、使药味多少,《黄帝内经》说:"君一臣二,至之小也,君一臣三佐五中剂,君一臣五佐九大剂。"临床上我们建议:主药要少些,辅药多些,使药少些。另外,一个方剂中不一定都具备主、辅、佐、使,如独参汤。一个方剂中怎样区别主、辅、佐、使,一般主药放在首位,另外根据药量多少,作用强弱也可区别,但必须结合每个药物的具体作用来分析,如:生石膏小量不起作用,必须大量才起作用,故大量也不能算主药;如麻黄汤中麻黄为主药,桂枝助麻黄发汗,针对主证,恶寒无汗,麻黄开,桂枝推,杏仁苦,降气止咳,平喘,起治兼证的佐药作用;炙甘草,甘温,有调和诸药之作用。中药的复习:①分类法。②排队法,如麻黄桂枝的区别点,羌活,白芷的特点是什么等等。

二、方剂药物组成变化

(一)药味增减的变化

1.药味加减的变化:一个方剂在主药主证不变的情况下,随着兼证和次要症候出现变化适当加减其次要药物,以适应新的病情需要,也叫随证加减,但注意不能更换主要药,如麻黄汤应用:本方加白术名麻黄加术汤,主治症候湿家身烦疼,就是说治表证夹湿邪,湿邪在表,由寒湿疼引起的烦疼,白术主要是健脾祛湿,故表里湿俱有用白术最适宜,而苍术燥湿,光表湿可用苍术,上例说明主药不变。

2.药物配伍的变化:方剂药物组成有一个原则,但主药和辅药安排随病而变化,故辅药的加减变化叫药物配伍变化;主药不变,辅药变化,这是影响主证,故辅药变化时肯定主证发生变化了。如麻黄汤辛温发汗,而麻杏石甘汤就在麻黄汤基础上变了一味石膏成了辛凉解表剂;再如病人恶寒发热,而脉不浮紧,而见沉脉,就不能用麻黄汤,应用麻黄附子细辛汤,因为脉沉君阳气不足。

3.药味加减和配伍变化的区别与联系:

（1）相同点:都属药味加减变化。主药不变。

（2）不同点:①药味增减变化随兼证或次要症候增减次要药。②加减药后主要作用不变。③实际上是指佐使药的增减。

（3）药物配伍变化:①药物主要药不变,主要配伍药的改变。②变化的结果是主药作用改变。③实际上就是辅药的变化。

注意:使用方剂时不要轻易改变辅药的加减变化。

（二）药量增减的变化

药量大和小的不同,会影响功效。主治症候及治疗范围。

1.能改变药力:四逆汤和通脉四逆汤药一样,都有生附子、干姜、炙甘草。但四逆汤生附子一枚,干姜45g,炙甘草60g;而通脉四逆汤生附子一大枚,干姜90g,炙甘草60g,显然附子、干姜用量大于四逆汤。由于药量不同主治症候也有区别,都属少阴病,但轻重不同。

2.扩大了治疗范围:如桂枝汤本治疗外感风寒表虚证,加大了芍药量则为桂枝加芍药汤,主治症候太阳病误下,邪陷太阴。

3.改变了主药和主治症候:如小承气汤和厚朴三物汤药物组成都一样,但量不同,厚朴三物汤的厚朴达240g;而小承气汤则为60g。小承气汤主药是大黄,治阳明腑实证;而厚朴三物汤主药是厚朴,治气滞腹胀大便秘结。故厚朴三物汤消胀泄满,用于气滞腹痛;小承气汤轻下热结,用于阳明腑实证。以上说明药量增减改变了主药和主治症候。

（三）剂型更换的变化

同一方剂由于剂型不同,运用也有区别,如理中丸为治脾胃虚寒证的方剂,但改成汤作用快,力峻猛。腹中绵绵作痛者用理中丸,腹痛剧烈者用理中汤。

三、常用剂型及其特点

（一）汤剂

特点是吸收快,发挥药效迅速,用药便于灵活加减变化,能全面、灵活地照顾病人和适应多种病症及其不同发展阶段和变化的特殊性。

（二）散剂

特点是吸收较快，且制作简便，节约药材，不易变质，便于使用和携带。可内服和外用，点眼或吹喉。

（三）丸剂

常用的丸剂分为水丸、蜜丸、糊丸、浓缩丸等。特点：吸收缓慢，药力持久。体积小，方便服用、携带和贮存。适用于慢性病症。部分不宜加热煎煮含有芳香挥发性药物（如：安宫牛黄丸、苏合香丸等）可用于急救。药峻猛有毒需缓慢发挥药效的峻剂缓制，可制成丸剂使用。

1.水丸：将药物细粉，用冷开水或酒、醋、药汁等（黏度小的赋形剂）黏合，制成小球形。水丸使用的赋形剂，优点是丸粒小，表面致密光滑，易崩解，吸收快，便于吞服，可防止芳香成分挥发，临床应用范围广。

2.蜜丸：将药物细粉用炼制的蜂蜜为赋形剂制成可塑性固体药剂。具有滋补、矫味、黏合力强的特点，蜜丸含水量少，丸粒圆整光洁，性质柔润，崩解缓慢，作用和缓持久。蜂蜜含大量还原糖，能防止药材有效成分氧化变质，适用于慢性病和虚弱性疾病。但蜂蜜用量大，易吸潮、发霉变质。所以有的补益剂用蜜水为黏合剂制成干燥的水蜜丸。

3.糊丸：将药材细粉用米糊或面糊为赋形剂加工成小丸。糊丸黏性大，干燥后质坚硬，崩解时间长，可使药物缓缓释放，延长药效，减少药物对胃肠道的刺激。剧毒或刺激性较强药物如小金丸、磁朱丸等多制成糊丸使用。嚼化丸药和磨汁用的丸药也多制成糊丸。

4.浓缩丸：又称"药膏丸"，将部分药材的提取液浓缩成膏与其他药材细粉混合或加赋形剂，加工制成丸药，按赋形剂又分为水丸型浓缩丸和蜜丸型浓缩丸。浓缩丸体积小，含有效成分高，用量小，方便携带、运输和服用。

（四）膏剂

1.内服膏剂分煎膏、流浸膏和浸膏。

（1）煎膏（膏滋）：将药材水煎煮、去滓、浓缩后，加糖或炼蜜制成稠厚半流体状，本剂型药性滋润，有补益作用，又名"膏滋"。优点是有效成分浓度高、体积小、易保存、便于服用。适用于久病体虚者。能滋润补养、合血调经及抗衰老，如参芪膏、益母草膏等。

（2）流浸膏：将药材用适宜的溶媒浸出有效成分后，蒸去部分溶媒，调整至每毫升相当于原药材 1g，制成液体制剂，如甘草、大黄、当归流浸膏等。作为配制酊剂、合剂、糖浆剂或其他制剂的原料，少数直接药用。

（3）浸膏：将药材用适宜的溶媒浸出有效成分后，蒸去溶媒，经低温浓缩成每克相当于原药材的 2~5g 的稠膏或块、粉状制剂，如刺五加、龙胆草浸膏等。优点是有效成分含量高，体积小，不含浸出溶媒，可较长时间贮藏，比流浸膏有效成分稳定，但易吸潮或失水硬化。浸膏多作为制备其他制剂（片剂、冲服剂、胶囊）的原料，少数直接应用。

2.外用膏剂分软膏和硬膏。外用膏剂应用于皮肤科与外科，有保护皮肤或起局部治疗作用，有的能透过皮肤或黏膜起全身性治疗作用。

（1）软膏（药膏）：优点是药物直接作用于患部，缓慢吸收，药效持久。治疗外科疮疡肿疖的方剂如生肌玉红膏等。

（2）硬膏（膏药）：常温下呈固体状态，36~37℃时溶化，起局部或全身治疗作用，也有机械性保护作用。用法简单，携带、贮藏方便。治疗跌打损伤、风湿痹痛及外科疮疡，如伤湿止痛膏等。

㈤丹剂

特点是用量小，毒性较强，只能外用，不能内服。用粉末掺撒或涂于疮面，也可制成药条、药捻、药线或外用膏剂，注意在应用时要掌握用量和病位，以防引起中毒。

㈥酒剂

古代又称"醪醴"。具有活血、散寒、通络作用，用于补虚、祛风湿、除痹痛。如十全大补酒、参茸酒、风湿药酒等。但酒剂辛温行散，阴虚火旺者不宜服用。

（七）栓剂

由药物和基质混合制成，供纳入肛门、阴道等腔道的一种固体剂型，常温下为固体，纳入人体腔道后在体温条件下迅速软化或溶解，释放药效产生局部或吸收作用于全身，使药物不受胃肠 pH 或酶的影响而失活，也可避免对胃肠黏膜的刺激，减少肝脏对药物首过破坏作用，适于有呕吐、昏迷的患者及婴幼儿和儿童。

（八）片剂

分为内服片（素片、包衣片、长效片、嚼用片）、口含片、舌下片、外用片、微囊片、泡腾片、多层片等。其生物利用度高于丸剂。可内服或外用。药效稳定，携带方便，便于运输和服用。

（九）糖浆剂与冲剂

有单糖浆、药用糖浆和芳香糖浆。含糖量多在 60% 以上，味甜，适于儿童服用。冲剂分可溶性冲剂、混悬性冲剂和泡腾冲剂。优点是吸收快、药效发挥迅速，又不需要煎煮，体积小，服用、携带及运输方便。但易吸潮，须注意包装和保存。

（十）注射剂（针剂）

优点是将药物能直接注入人体肌肉组织或血液，给药方便，作用迅速，可以准确掌握剂量，药物不受消化液和食物影响而受到破坏。如清开灵注射液、茵栀黄注射液、丹参注射液等。

第三章 解表剂

㈠定义

解指作用,表指病位,解指疏散外邪,凡是用以解表药为主药物组成的(辛散清宣为主)具有发汗、解肌、透疹作用,适用于解除表证的方剂称解表剂。

㈡功效和适用范围

辛散清宣,驱除外邪。总的作用为发汗解肌;其次是透疹,故功效为发汗解肌透疹。适用范围:用于外感六淫之邪所致的表证。①具备表证的病症。②水肿的初期也可用,特别是腰以上肿者(风水的肿用)。③疮疡初起具备表证的也可发汗,借其发汗也可解表,使毒从汗出。④痹症也可用发汗法。⑤麻疹初起疹不透的可用,但疹出齐了不可发汗(出齐的标准是手脚心见疹点),一定用辛凉解表剂。

㈢分类

1.辛温解表剂,适于表寒证,一定是以恶寒重,发热轻,无汗,口不渴为要点。

2.辛凉解表剂,适于表热证,发热重,恶寒轻,口渴,多饮水,舌红,苔薄黄为要点。

3.根据病情还有扶正解表剂,如益气解表,助阳解表等。

㈣注意事项

1.不能久煎,辛散清宣的轻剂一般开锅5分钟即可,久煎药性耗散,作用减弱。

2.文献记载宜温服,多喝热、开水以助汗,以遍身持续微汗为宜。汗出不彻,病邪不解;但要辨证论治,汗出过多,易耗伤气津,甚或亡阴亡阳。风寒感冒盖衣被,风热感冒不能盖衣被以防助热。汗出后又要预防复感。

3.要因时因地治宜,注意季节地区。

4.表邪未解除,见里证了,应先解表后治里,表里并重可以表里双解,如不治表先治里,邪可顺药势入里。邪已入里,或麻疹已透,疮疡已溃,虚证水肿,吐泻失水等均不能使用解表剂。

第一节 辛凉解表剂

一、银翘散(《温病条辨》)

【药物组成】金银花 30g、连翘 30g、薄荷 18g、牛蒡子 18g、桔梗 18g、淡豆豉 15g、荆芥穗 12g、鲜芦根适量、竹叶 12g、生甘草 15g。

【用法】用鲜芦根煎,香气大出即取服,勿太煮,病重者可以频服,日 3 次服,夜 1 服。

【功效】辛凉透表,清热解毒。

【主治症候】温病初起,外感风热,卫气被郁,肺气失宣。发热无汗或汗出不畅,微恶风寒,头痛口渴,咳嗽咽痛,舌尖红,苔薄白或薄黄,脉浮数。

主 ⟨银花 连翘⟩散热解毒——温邪上受,首先犯肺,逆传心包,故能截断之。

辅 ⟨薄荷 荆芥 豆豉⟩散风热、发汗。

佐 ⟨桔梗 牛蒡子⟩咽痛 ⟨竹叶 芦根⟩清心利小便,助连翘截断逆传心包,利小便热有出路。清热生津。

使 甘草调和诸药,助桔梗清咽(既是佐药又是使药)。

适用要点:表热证 ⟨银翘散:发热,咽痛等证,辛凉平剂。 桑菊饮:一般轻证,发热不高,辛凉轻剂。

【方解】连翘苦而微寒,归心、肺、胆经,清热解毒散结;双花味甘性寒,归肺、胃、心、大肠经,也有发散性质,常被忽略;桔梗苦、辛、平,归肺经,开宣肺气,排脓;薄荷辛、凉,归肺、肝经,疏散风热、清利头目;淡竹叶甘寒,入心、胃、小肠经,清热除烦通利小便;甘草入心、肺、脾胃经,生用解毒力强;荆芥穗归肺、肝经,有祛风解表之效;豆豉入肺经,可解表;牛蒡子辛、苦、寒,归肺、胃经,散风热、解毒透疹;芦根性甘、寒,归肺、胃经,生津清热;温邪与风寒不同,由口鼻而入,"温邪上受,首先犯肺",故温病初起必涉及肺,银翘散的药也牵涉到胃,用甘寒药(禁用苦寒,否则喑哑)。过去说温邪怕汗,温病忌汗是辛温解表的汗,而不是辛凉解表的汗,故本方的主药是银花和连翘,在本方中的作用是散热解毒。重用银花,银花除有清热解毒作用外,也有疏散风热作用;连翘清上焦热,重点清心热,在这个方中用连翘是针对病因的热。叶天士讲"温邪上受,首先犯肺,逆传心包",用连翘既能与双花清热解毒,而且可以防止温邪逆传心包。辅助药有三个:薄荷、荆芥、豆豉,薄荷散风热,荆芥、豆豉为辛温药主要是发汗,针对无汗或汗出不畅,荆芥和豆豉的量不能重用,如有汗或汗多减掉荆芥和豆豉是可以的;佐药有桔梗、牛蒡子,用意在于咽痛,最好用生牛蒡子。另一组佐药为竹叶、芦根,主要起清热生津作用。千万牢记要用竹叶,竹叶清心热,利小便,热邪的出路在于小便,而且有助于连翘截断温邪逆传心包的作用。使药甘草调和诸药,而且和桔梗清咽,甘草既是使药又是佐药。

【配伍意义】"温邪上受,首先犯肺。"肺主气,外合皮毛,温病初起,多见发热,头痛,微恶风寒,汗出不畅或无汗。温热邪毒犯肺,熏灼口咽,见口渴、咽痛;肺失清肃,则咳嗽。治以辛凉透表,透邪辟秽,清热解毒。主药银花、连翘透邪解毒,辟秽解毒。辅药牛蒡子、薄荷疏散风热,清利头目,解毒利咽;荆芥穗、淡豆豉辛温发散,以助逐邪解表。佐使药桔梗、甘草宣肺利咽止咳,竹叶、芦根清热生津。全方配伍特点:一是芳香辟秽,清热解毒;二是在辛凉清透药中配小量辛温发散药,既利透邪,又不悖辛凉。辛凉透表在荆芥和豆豉,清热解毒是主要功效。

【注意事项】

①银花、连翘量宜重,这点要注意。②薄荷应后下。③方中使用荆芥穗,注意量的多少。淡豆豉偏于温,但在制时有用桑叶炙,有用麻黄炙。

加减银翘散:是《局人医话》的应用,有银花、连翘、薄荷、杏仁(个人认为不如改杏仁为枇杷叶)是借其宣肺气散卫外之邪;黄芩、知母主要是清内热(个人认为不如麦冬、知母);瓜蒌皮治胸膈不快;在用银翘散中桔梗的量个人意见应少用或不用。舌边尖出现绛色要提高警惕,恐为逆传心包的先兆,银翘散中加减元参的记载个人认为应该有元参,元参咸寒,吴鞠通重视气血津液,热伤阴,用元参能解决这一问题。

二、桑菊饮(《温病条辨》)

【药物组成】桑叶 8g、菊花 6g、桔梗 6g、杏仁 6g、连翘 6g、芦根 6g、生甘草 3g、薄荷 3g。

【用法】水 2 杯,煮取 1 杯,日 2 服。

【功效】疏散风热,宣肺止咳(注意咳嗽)。

【主治症候】太阳风温初起。咳嗽,身热不甚,口微渴(风温初起轻证),脉浮数。

【方解】药物组成原则。主药:桑叶、菊花疏散上焦风热;辅药:薄荷助桑叶、菊花疏散作用;杏仁、桔梗一升一降解肌肃肺止咳,也算辅药;佐药连翘、芦根清热生津;使药甘草调和诸药。

【注意事项】

本剂为辛凉解表之轻剂,主治外感风热咳嗽初起之证,应与外感凉燥、温燥及表热入里引起的咳嗽主证、治则、方剂选用相区别。

三、麻杏石甘汤(《伤寒论》)

【药物组成】麻黄 6g(去节),杏仁 9g(去皮尖),炙甘草 6g,生石膏 24g。

【用法】《伤寒论》载:先煮麻黄,减 2 升,去上沫,内诸药,煮取 2 升,去滓,温服。

【功效】辛凉解表,清热,宣肺平喘。

【主治症候】表邪化热,壅遏于肺,症见身热汗出而喘,鼻翼煽动,口渴,舌苔白或薄黄,脉滑而数(身热与发热不同,身热是里热,全身性质的热,内热为主;发热是表热)。

【方解】麻黄宣泄肺气,石膏清肺热。书上回避哪味是主药,实际上麻黄宣发肺气,同时透热外出,故麻黄是主药,这味药针对病因,但主证是发热汗出,故生石膏是辅药,以清里热,两药合而清肺热。注意生石膏药量一定要大于麻黄的五倍;佐药是杏仁(去皮尖是让有效成分易煎出),苦温降气以平喘,量可轻些;甘草为使药,调和药性,特别是麻黄和生石膏的药性,石膏寒,甘草甘,甘草用炙的目的是保护胃气,防止石膏伤胃,防胃败。胃与脾表里,土能生津,所以对清肺平喘也有作用,突出了扶正。

【注意事项】

1.有汗不能用麻黄是指不能单用麻黄,而本方配生石膏了。

2.表无大热,石膏用还是不用,关键在配伍,不能按白虎汤对待。

3.治肺炎有效,本人意见加鱼腥草,清郁热,特别是痰黄稠,亦可加清热凉血药如丹皮,既清热凉血又活血,将更加提高疗效。

4.有的老中医治暴喘用麻杏石甘汤加茶(出自《直指方》)。用雨前茶"清茶"效果好,又叫五虎汤,治肺热暴喘效果好。

5.外感风寒表实证不能用,(寒喘——麻黄汤证)本方用于外感风热实喘证,此乃鉴别之关键。

主药:麻黄——宣发肺气。

辅药:生石膏——清里热即清肺热。

佐药:杏仁——降气平喘。

使药:甘草——调和诸药,甘寒生津,保胃气。

【配伍意义】本方主治症候是由风热袭肺,或风寒郁而发热,壅遏于肺所致。治当辛凉透邪,清泄肺热。方中麻黄宣肺平喘,石膏清泄肺热,二药一温一寒,相制为用共为君。麻黄宣散肺邪,得石膏之大寒(用量倍于麻黄),虽性温不失全方辛凉宣泄之旨;石膏清而兼透,得麻黄之辛散,虽大寒无碍宣散肺邪之功;杏仁降泄肺气,与麻黄宣降并用,利肺气以平喘咳气急为臣;炙甘草缓峻护正,兼和诸药为使,既防麻黄峻散伤肺,又防石膏大寒伤中。同时,炙甘草与石膏甘寒相配,更有生津止渴之效。综观全方,药虽四味,深得配伍灵活变通之妙。

【应用比较】

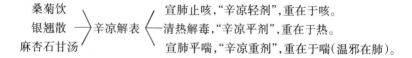

四、柴葛解肌汤(《伤寒六书》)

【药物组成】柴胡 9g、葛根 9g、黄芩 9g、羌活 3g、白芷 3g、芍药 3g、桔梗 3g、生姜 3 片、甘草 3g、大枣 2 枚、石膏 3g。

【用法】水煎服。

【功效】解肌清热。

【主治症候】感冒风寒,郁而化热证。恶寒渐轻,身热增盛,头痛无汗,目疼鼻干,心烦不眠,咽干耳聋,眼眶疼痛,舌苔薄黄,脉浮微洪。

五、升麻葛根汤(《太平惠民和剂局方》)

【药物组成】升麻 3g、葛根 9g、芍药 4g、炙甘草 3g。

【用法】水煎服。

【功效】解肌透疹。

【主治症候】麻疹初起,疹出不透。疹发不出,身热头痛,咳嗽。目赤流泪,口渴,舌红,苔薄而干,脉浮数。

第二节 辛温解表剂

一、麻黄汤(《伤寒论》)

【药物组成】麻黄去节 9g、桂枝 6g、杏仁(去皮尖)9g、炙甘草 3g。

【用法】先煮麻黄,发挥其发表作用,去上沫(不去令人烦),不须啜粥。

【功效】发汗散寒,宣肺平喘。

【主治症候】外感风寒表实证(《伤寒论》的太阳伤寒)。主证为:恶寒发热,无汗而喘(此喘和热喘截然不同),舌苔薄白,脉浮紧。

【方解】本方主治症候外感风寒表实证。因肺外合皮毛故风寒外袭首先犯肺,肺失宣降而见咳喘,风寒外束肌表腠理不开故无汗,阳气不能外达故恶寒,正邪交争故见发热。方用麻黄为主药,以宣肺平喘,外散表邪为君;桂枝解肌发表,调和营卫助麻黄发散之力;杏仁苦、降、而平喘为佐药;甘草调和诸药为使药。

【注意事项】"咽、淋、疮、衄、血、汗、寒"七症禁用上方。如:①咽指干的,用咽喉的职业(教师、歌唱家、播音员),咽哑阴虚的不用。②淋指小便疼,不可发汗,汗则尿血;以此类推。

例:产妇,产后半月,轻度感冒,孩子不吃母亲的奶,用花茶水洗乳头,产妇服桑菊感冒片而解决。

【病机】风寒伤肌表,毛窍闭塞,肺气不宣,卫气郁而不能外达,营气涩而不畅,故外见恶寒发热、头痛、身疼、无汗、脉浮,内见喘逆症状。

【配伍意义】治以辛温解表(发汗),宣肺平喘。主药麻黄发汗解表,宣肺平喘。辅药桂枝温经散寒,透营达卫。麻黄遇桂枝,发卫分之郁,除营分之涩,为发汗峻剂,逐表邪,散风寒,除身疼。佐药杏仁降肺利气,配麻黄,宣降并用,增强解郁平喘功效。使药炙甘草能调麻、杏之宣降,缓麻、桂相合峻烈,不致使汗出过猛而伤耗正气。合用能宣肺气,畅营卫,汗出表解,达到除寒热、止疼痛、平喘咳目的。

【运用化裁】《金匮要略》加白术,为麻黄加术汤,以发汗解表,散寒祛湿,治疗素体多湿,又感风寒,症见身体烦疼、恶寒无汗。《伤寒论》倍麻黄,加石膏及生姜、大枣,为大青龙汤,以发汗解表,清热除烦,治疗风寒束表,里有郁热,见恶寒发热、身疼痛、脉浮紧、不汗出而烦躁。《局方》去桂枝,加生姜,为三拗汤,以宣散肺中风寒,治疗风寒伤肺,鼻塞声重、咳嗽胸闷。《局方》加苏子、陈皮、桑白皮、赤茯苓,为华盖散,以宣肺解表,祛痰止咳,治疗素体痰多症。

【附方】

三拗汤:本方去桂枝加生姜。宣肺解表,主治症候感冒风邪而喘者。

华盖散:本方去桂枝加紫苏、陈皮、赤茯苓、桑白皮。宣肺祛痰止咳,主治外感风寒,肺气失宣。

麻杏薏甘汤:本方去桂枝,加薏苡仁。发汗解表,祛风利湿。主治症候为风湿一身尽疼,发热,日晡所剧者。

大青龙汤:本方加石膏,生姜,大枣。解表清热,主治症候无汗而烦躁者。而麻杏石甘汤用于无汗而喘,大青龙汤功效是发汗解表,清热除烦,麻黄加倍,但必须用生石膏。

【临床运用】

1.辨证要点:本方是治疗外感风寒表实证的基础方。临床应用以恶寒发热,无汗而喘,脉浮紧为辨证要点。

2.加减变化:若喘急胸闷、咳嗽痰多、表证不甚者,去桂枝,加苏子、半夏以化痰止咳平喘;若鼻塞流涕重者,加苍耳子、辛夷以宣通鼻窍;若夹湿邪而兼见骨节酸痛,加苍术、薏苡仁以祛风除湿;兼里热之烦躁、口干,酌加石膏、黄芩以清泻郁热。

3.现代运用本方常用于感冒、流行性感冒、急性支气管炎、支气管哮喘等属风寒表实证者。

4.麻黄汤药味虽少,但发汗力强,不可过服,否则,汗出过多必伤人正气。正如柯琴指出:"此乃纯阳之剂,过于发散,如单刀直入之将,投之恰当,一战成功。不当则不戢而招祸。故用之发表,可一而不可再。"

【注意事项】要注意疾病本质,虚者慎用。

二、桂枝汤(《伤寒论》)

【药物组成】桂枝 9g、芍药 9g、生姜 9g、大枣 4 枚、炙甘草 6g。

【用法】上五味,哎咀三味。以水 700 毫升,微火煮取 300 毫升,去滓。适寒温,服 100 毫升。服已须臾,啜热稀粥适量,以助药力。温覆 1 时许,遍身微汗者为佳。若 1 服汗出病愈,停后服,不必尽剂,若不汗,更服,依前法,又不汗,后服小促其间,半日许,令 3 服尽。服 1 剂尽,病症犹在者,更作服,若汗不出者,乃服至 2,3 剂。

【功效】解肌发表,调和营卫。

【主治症候】外感风寒表虚证。见头痛发热,汗出恶风,鼻鸣干呕,苔白不渴,脉浮缓或浮弱。

【病机】记住其病因病理,"风伤肌腠,卫强营弱,"即风伤肌表,病在表。卫强营弱的卫强指受病而言,卫为阳,有卫外作用,营为阴,有营养作用,《黄帝内经》说:"阳在外,阴之使也,阴在内,阳之守也。"这里的卫强指风邪从外侵袭而卫受病,卫受病,邪气强,而卫气弱,所以这个卫强指邪气盛,卫气虚,所以这样正气弱,则汗出,故说卫强营弱。主证是发热头痛,汗出,恶风,脉浮缓。

【方解】

主药:桂枝——发表祛风,使表邪从汗而解,发汗而汗中有敛达到解肌发表,调和营卫之效。

辅药:白芍——敛阴和营且具有收敛之效。生姜——温胃气,助桂枝发散表邪。

佐药:大枣——补脾气,助芍药调和营卫。

使药:炙甘草——调和诸药,益气助卫。和桂枝配伍辛甘发散为阳,有助祛风;和白芍配伍酸甘化阴。

【配伍意义】本方治疗外感风寒,营卫不和证。风寒伤肌表,应恶寒发热而无汗,今反汗自出而发热、恶风不解,且有鼻鸣、干呕,是外感风寒,以风邪为主,卫为风伤而不固,营阴失护而外泄,肺胃失和所致。风寒在表,治疗应以辛温发汗解表。但表虚,腠理不固,营卫不和,又不宜过散,故应解肌发表,调和营卫。主药桂枝解肌发表,以散在表风寒;辅药芍药益阴敛营,顾营阴耗伤。桂、芍合用,治卫强,扶营弱,合能调和营卫。佐药生姜辛温,助桂枝发表,和胃止呕;大枣甘平,能益气补中,滋脾生津。姜、枣合用,还能升腾脾胃生发之气而调和营卫。使药炙甘草益气和中,合桂枝辛甘化阳助卫,合芍药酸甘化阴益营,兼调和诸药。本方药配伍严谨,散中有补,滋阴和阳,外解风寒,内调营卫,诸症皆除。

【运用化裁】本方治疗范围较广,外证解肌和营卫,内证化气调阴阳。临床不单可以用于外感风寒表虚证,对病后、产后、体弱致营卫不和,阴阳失调,时时发热自汗出,兼有微恶风寒症者,都可化裁使用。《伤寒论》减桂、芍量,加葛根,为桂枝加葛根汤,以解肌发表,生津舒筋,治疗外感风寒,项背强而不舒,反汗出恶风症(太阳经气不舒,津液不能敷布,经脉失于濡养)。《伤寒论》加厚朴、杏仁,为桂枝加厚朴杏子汤,以下气平喘,治疗宿有喘病,又感风寒而见桂枝汤证,可用于风寒在表误用下剂后,表证未解而微喘症。《伤寒论》加大桂枝用量,为桂枝加桂汤,以温通心阳,降逆平冲,治疗表证发汗太过而发奔豚,气从少腹上冲心胸症。《伤寒论》倍用芍药,为桂枝加芍药汤,以调和气血,缓急止痛,治疗太阳病误下,邪陷太阴,症见腹满时痛症。

【注意事项】

1.啜热稀粥的目的:一是助药发散,二是结米谷调补脾胃,使脾胃生机旺盛,这是画龙点睛的地方。

2.凡是营卫不和都可用桂枝汤。

3.汗出即止。

【应用比较】

麻黄汤:解表发汗,其次是平喘,主治症候风寒表实证,"恶寒无汗而喘,脉浮紧"。

桂枝汤:发表解肌,调和营卫,主治症候风寒表虚证,"恶寒恶风有汗,脉浮缓"。

如果证是风寒表实证,不敢用麻黄汤可用败毒散代替。

三、九味羌活汤(《此事难知》)

【药物组成】羌活 6g、防风 6g、细辛 2g、苍术 6g、白芷 3g、川芎 3g、黄芩 3g、生地 3g、甘草 3g。

【用法】每味药量多少可根据症状不同加减用量,一羹粥(有肉有菜做成的)是比较讲究的粥。

【功效】发汗祛湿,兼清里热。

【主治症候】外感风寒湿邪兼有里热证。见恶寒发热,肌表无汗,头痛项强,肢体酸楚疼痛,口苦微渴,舌苔白,脉浮。

【病机】风寒湿侵袭束肌表,而见恶寒发热、无汗头痛、苔白脉浮;寒湿伤于经络,气血运行不畅,出现酸楚疼痛;兼夹内有蕴热,而见口苦微渴,此方中黄芩、生地可清湿热。而大青龙汤清热是清内热。

【方解】

主药:羌活——祛风散寒止痛。

辅药:防风、苍术——发汗祛风除湿。

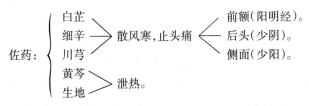

使药:甘草——调和诸药。

【配伍意义】风寒湿侵袭束肌表,寒湿伤经络,兼内有蕴热。治以解表为主,兼顾里热。主药羌活发汗散寒,祛风除湿,宣痹止痛。辅药防风、苍术发汗散寒,运脾祛湿。佐药细辛、川芎、白芷散风寒,宣湿痹,行气血,助羌活解表,除头痛身疼;黄芩清气,生地凉血,除兼证之热,制诸药之燥。使药甘草调和诸药,兼防辛散耗气。诸药配伍,主以发表散寒、祛风除湿,兼清热护阴,聚清热于辛散之中,散不助热,清不恋邪,表里双解,祛风寒湿邪及里热。

注:用丹皮比生地凉血好。因血行风自灭,但是丹皮无止渴滋阴作用,后人认为用丹皮好,但有人推测用生地是为了防止辛燥药伤阴。

【注意事项】

1.九味羌活汤与大青龙汤比较:表实重证烦躁不安的用大青龙汤,一般表实证兼内热较轻用九味羌活汤。

2.使用九味羌活汤用于风湿证较多,用时不宜长期使用,防止辛伤阴,阴虚感冒忌用。

四、小青龙汤(《伤寒论》)

【药物组成】桂枝 9g、麻黄 9g(去节)、细辛 3g、半夏 9g、炙甘草 9g、五味子 9g、干姜 9g、芍药 9g。

【用法】水煎服。

【功效】解表散寒,温肺化饮,即解表化饮。

【主治症候】外感风寒,内停水饮证。见恶寒发热,无汗,咳喘,痰多清稀或痰饮咳喘,不得平卧或身体疼重,头面四肢浮肿,口不渴,苔白滑,脉浮紧。

内饮——有的说在胸中肺、胃间,有的说在胃中。内停水饮表现干呕而咳;有痰未咳出,喘则抬肩;痰呈清稀白色泡沫状,所以在外感表实证时痰多稀多泡沫,苔白滑而无热象。

【方解】

药物组成都偏于温,外感风寒表实证为主证,麻黄和桂枝为其主体。

主药 { 麻黄
桂枝 } 发汗,平喘,宣肺能通调水道而排内饮,助阳化气以利水饮。

辅药 { 细辛——散水气去内寒
干姜——散寒温脾胃 } 温化水饮。

佐药 { 白芍——防发散太过。如果加大白芍、五味子量,酸收之效亦加强。
五味子——收敛肺气(肺宜收,肺气耗散能愈)。
半夏——温胃止呕,因有干呕,配干姜温胃止呕作用更好些,且半夏
又可化痰止咳。 }

使药　炙甘草——调和药性,缓和辛散药性。补中气,利于从根本上消除
　　　　　病因。

【配伍意义】素有水饮,脾肺气虚。今外感风寒,水寒相搏,皮毛闭塞,肺气被困。风寒外束,水饮内迫,肺寒气逆,故恶寒发热、无汗、咳喘、痰多清稀,甚者水饮溢于肌肤身而致浮肿身重。治以解表化饮。主药麻黄、桂枝发汗解表,除外寒而宣肺气。辅药干姜、细辛温肺化饮,兼助麻、桂解表。佐药半夏燥湿化痰,降逆和中;五味子敛肺止咳,芍药敛阴益营。使药炙甘草益气和中,缓峻和药。本方属升降并用,发中有收,刚柔相济,外解风寒,内蠲水饮,表里皆治,能解风寒,祛水饮,复肺气,除寒热,止咳喘,宣降有权,诸症皆平。

【运用化裁】《伤寒论》加石膏,为小青龙加石膏汤,以清邪热,除烦躁,治疗外邪与内饮相搏,兼有郁热,症见咳而上气、烦躁而喘、脉浮者。

【注意事项】干咳无痰,阴虚者绝不能用小青龙汤。

【应用比较】

小青龙汤:外感风寒,内停水饮致喘;外有风寒闭塞,内有水寒涉肺致喘。治以解表化饮。

麻黄汤:皮毛闭塞,卫气不宣(外感风寒)无汗而喘。治以解表平喘。

麻杏石甘汤:表邪化热,壅遏于肺,清热平喘,有热而喘。

大青龙汤:外寒里热		生石膏清里热。主要症状为:无汗烦躁。
青龙汤:外寒里饮	发表药相同	细辛、干姜、半夏治内饮。主要症状为:
		无汗而喘,痰清稀量多,色白,无热证。

张锡纯特别爱用生石膏,小青龙汤加生石膏,具有良效,只要有热就可加,还要临证加减。

五、香苏散(《太平惠民和剂局方》)

【药物组成】香附子 120g、紫苏叶 120g、陈皮 60g、炙甘草 30g。

【用法】为末,每次服 5g。

【功效】疏风散寒,理气和中。

【主治症候】外感风寒,气郁不舒证。见恶寒身热,头痛无汗,胸脘痞闷,不思饮食。舌苔薄白,脉浮。

【配伍意义】本方治疗气滞外感症候。不行发散,在表风寒不解;不理气机,在里郁气不除,故治以理气解表。主药紫苏叶发表散寒,理气和中。辅药香附子行气开郁。佐药陈皮理气化湿。使药炙甘草健脾和中,兼和诸药。合用能解表畅气,诸症皆除。

六、止嗽散(《医学心悟》)

【药物组成】桔梗 1000g、荆芥 1000g、紫菀 1000g、百部 1000g、白前 1000g、甘草 375g、陈皮 500g。

【用法】为末,每次服 10g。

【功效】疏风宣肺,利气止咳。

【主治症候】风邪犯肺或外感风寒咳嗽证。见咳嗽咽痒或微有恶寒发热,舌苔薄白,脉浮缓。亦适宜外感风寒经服宣肺药后,咳仍不止者。

【配伍意义】本方治疗风邪犯肺,肺失宣畅,津液不布,聚而成痰所致症候。治以宣肺利气,疏风止咳。主药紫菀、百部止咳化痰。辅药白前降气化痰,桔梗宣肺祛痰,一宣一降能复肺气之宣降。少佐荆芥疏风解表,轻宣肺邪,使风散痰化,肺气复舒,咳嗽自止;陈皮理气化痰。使药甘草止咳化痰,以助祛痰止咳。

　　本方由温润和平药物组成,特点是温而不燥,润而不腻,散寒不助热,解表不伤正,是治疗各种咳嗽的常用方剂。外感内伤,新久咳嗽皆能使用,以外感咳嗽较久而表证明显者为宜。阴虚劳嗽忌服。

第三节 扶正解表剂

适于素体虚又感受外邪者。

一、败毒散(《小儿药证直诀》)

【药物组成】人参 30g、茯苓 30g、甘草 15g、枳壳 30g、桔梗 30g、柴胡 30g、前胡 30g、羌活 30g、独活 30g、川芎 30g、薄荷少许、生姜少许。

【用法】上药十味,研为粗末。每服 6 克,用水 150 毫升,入生姜、薄荷各少许,同煎至 100 毫升,去滓,不拘时候,寒多则热服,热多则温服。

【功效】散寒祛湿,益气解表(散风)。

【主治症候】凡正气不足(气虚),外感风寒湿表证,出现憎寒壮热,无汗,头项强痛,肢体酸痛,咳嗽有痰,舌淡苔白,胸膈满闷等证即可应用。凡外感症候,脉浮,重取无力就可用本方。

【方解】

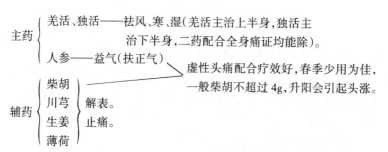

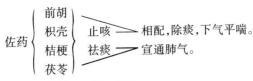

$$\text{佐药} \begin{cases} \text{前胡} \\ \text{枳壳} \\ \text{桔梗} \\ \text{茯苓} \end{cases} \begin{matrix} \text{止咳} \\ \text{祛痰} \end{matrix} \longrightarrow \begin{matrix} \text{相配,除痰,下气平喘。} \\ \text{宣通肺气。} \end{matrix}$$

使药　甘草——调和药性。

去人参、生姜、薄荷加荆芥、防风——解表作用强,为荆防败毒散。

组方原则:方从法出,以法统方。

【病机】正气素虚,复感风寒湿邪,邪正交争于肌腠,故憎寒壮热而无汗、头项强痛、肢体酸痛。风寒犯肺,肺气不宣,见鼻塞声重、咳嗽有痰、胸膈痞闷。

【配伍意义】外感风寒湿邪,治以发汗解表,因正虚不能驱邪外出,故以散寒祛湿、益气解表为法。主药羌活、独活疏风散寒,除湿止痛,通治一身上下之风寒湿邪。辅药川芎行血祛风,柴胡解肌退热,助羌活、独活解表逐邪,宣痹止痛。佐药枳壳降气,桔梗开肺,前胡祛痰,茯苓渗湿,合用能利肺气,除痰湿,止咳嗽。佐使人参、甘草益气,扶正以助祛邪,使祛邪不伤正,生姜、薄荷以助发散外邪。

体虚必须加人参,强行发汗虽能祛除风寒,但不能把所有风寒祛除掉,导致肌腠更疏松,病邪更易侵入,发汗后气更虚,如再用解表剂,则汗源竭,而且体力恢复也要很长时间。

正常人是否加人参,要考虑病变是以邪为主还是以虚为主,如以邪为主,不虚者不要加人参,正气尚存,本身就可抗邪;如体不虚加高丽参,而出现身肿、鼻出血(用莱菔子解)。故不虚者不用人参败毒散。

二、参苏饮(《太平惠民和剂局方》)

【药物组成】人参 23g、紫苏叶 23g、橘红 15g、半夏 23g、葛根 15g、前胡 23g、茯苓 23g、桔梗 15g、枳壳 15g、木香 15g、甘草 15g。

【用法】水煎服。

【功效】益气解表,理气化痰。

【主治症候】素体气虚,外感风寒,内有痰湿证。见恶寒发热,头痛鼻塞,咳嗽痰多,胸脘满闷,倦怠无力,气短懒言,舌苔白,脉弱。

【配伍意义】本方治疗素体气虚,内有痰湿,外感风寒症候。治以益气解表,理气化痰。紫苏叶发表散寒,宽中理气,前胡祛痰降气、疏散风邪,葛根解肌发表、透邪退热,橘红、半夏理气化痰,枳壳、桔梗宽中,木香行气调中,茯苓健脾渗湿,人参扶正益气,甘草安中补气,煎加姜枣,协紫苏叶、葛根散邪,助人参、甘草扶正。诸药配伍,补散并用,扶正祛邪,散风寒,除痰湿,舒肺气,除诸症。

三、麻黄细辛附子汤(《重订通俗伤寒论》)

【药物组成】麻黄 6g、细辛 3g、附子 9g。

【用法】水煎服。

【功效】助阳解表。

【主治症候】素体阳虚,外感风寒证。见发热,恶寒甚剧,神疲欲寐,脉沉微。

四、加减葳蕤汤(《重订通俗伤寒论》)

【药物组成】生葳蕤(玉竹)9g、生葱白 3 条、白桔梗 5g、白薇 3g、淡豆豉 12g、苏薄荷 5g、炙甘草 2g、大枣 2 枚。

【用法】水煎服。

【功效】滋阴解表。

【主治症候】素体阴虚外感证。见头痛身热、微恶风寒、无汗或汗出不多、咳嗽、心烦口渴、咽干、舌红、脉数。

【配伍意义】本方治疗素体阴虚,外感风热症候。滋阴药恋邪,解表药劫阴,汗源不充,外邪不能汗解。治以滋阴与发表同用。主药用生葳蕤(玉竹)滋阴润燥,滋而不腻,能资汗源,润肺燥,薄荷疏散风热,清利咽喉。辅药葱白、豆豉解表散邪,助薄荷以逐表邪。佐药白薇清内热,桔梗宣肺止咳,大枣甘润养血。使药甘草调和诸药。方中葱白、豆豉性温,得葳蕤、白薇之寒,不助热劫阴;葳蕤滋润,得葱白、豆豉、薄荷、桔梗宣散,虽腻滞但不恋邪。合用能解表清热,肺卫畅,除头痛、身热、咳嗽等症,咽干、口渴、心烦自减。

【病例】李某,14 岁,发热,体温 38.9℃,咳嗽口渴,咽痛,想吃但吃不下,全身酸痛,微有汗出,恶风,小便黄,大便通畅,舌尖红,苔白腻,脉浮数。

开始用病毒灵、抗菌素,烧不退,开原方银翘散、银翘解毒丸,烧仍不退。

【诊断】本证很像风温证(外感发热兼夹湿邪,邪袭肺卫)。

【依据】

①患者具备发热恶风,头痛,咳嗽,口渴,咽痛,小便赤,苔白,脉浮数,舌尖红诸症。②虽有上述诸症,但患者苔白腻,全身酸痛,不欲食,苔白常为表证、寒证,本证实为外感风寒湿邪,内有蕴热。风寒湿束表故恶寒;寒湿相搏,邪阻经络气血运行不畅故肢体酸楚疼痛;内有蕴热,舌尖红,热在上焦;风为阳邪,其性开泄,感风邪,腠理不固,故恶风有汗;风寒袭肺故咳嗽。

【治法】发汗祛湿兼清里热,须和银翘散、桑菊饮、麻杏石甘汤证鉴别。

1.表证加湿邪为内湿,苔腻、肢体酸痛表证也。

2.在银翘散基础上加滑石、半夏祛湿药,记住感冒夹湿,湿不去热不退,如牙枯燥再补液,枯燥才考虑滋阴,否则应先祛湿。

3.本证属于外感风热里夹湿邪。

【总结】

一、辛温解表剂

适于:外感风寒表证。

㈠麻黄汤

具备外感风寒表实证,恶寒无汗,脉浮紧。

㈡桂枝汤

外感风寒营卫不和,卫强营弱,汗出恶风,脉浮缓,表虚证。

㈢九味羌活汤

外感风寒湿,兼里热,表寒证,湿化热,无汗。必须是外感风寒湿。

㈣小青龙汤

外感风寒表实证,同时内有水饮,痰液多,有泡沫,咳喘抬肩,是麻黄汤证兼内有水饮。

㈤麻黄汤中三个附方

1.三拗汤:麻黄汤去桂枝加生姜,发汗不强,主治外感风寒咳喘证。

2.华盖散:在三拗汤基础上加苏子、桑白皮、陈皮、赤茯苓,主治素体痰多又感风寒表证,可见恶寒轻,咳喘,痰白且多等症状。

3.大青龙汤:在麻黄汤基础上加石膏、生姜、大枣,主治症候外感风寒内有热邪,可见恶寒、无汗出而烦躁等症状。

桂枝汤中营卫不和也可说阴阳不调,阴阳两虚偏于阳虚的就可用桂枝汤,失眠、不育不孕也可用桂枝汤,但注意用量的变化。

二、辛凉解表剂

适于:外感风热表证。

㈠银翘散

为辛凉平剂,外感风热表证用,麻疹初起也可用,见发热微恶寒、咽痛、脉浮数等症状和体征,其解表清热之力强。

㈡桑菊饮

为辛凉轻剂,轻微感冒用桑菊饮;银翘散证见咳喘、身热、脉浮数等症状和体征,其宣肺止咳之力较强。

㈢麻杏石甘汤

为辛凉重剂,表邪郁而不解,并见肺热实证用之,见高热、呼吸急促、鼻翼扇动、咳逆而喘等一派热象,其清里热之力较强。

三、扶正解表剂

适于:正虚而又感外邪者。

败毒散:正气虚损又感外邪,可见憎寒、脉浮弱等虚证表现,同时可见头项痛、无汗、鼻塞等外感症状,注意佐药中配伍的变化,可引用到其他方剂当中去。

第四章 泻下剂

(一)定义

凡由泻下药物组成,具有荡涤积滞、泄热、逐水等功效,使邪从下窍排出,治疗里实证的方剂称泻下剂,属于"八法"中的下法,即"其实者,散而泻之"。

(二)功效

①通导大便排出肠胃积滞,荡涤实热。②攻逐水饮,寒积等里实证。③滋阴润肠通便。④补虚泄实,扶正祛邪。用于热结、冷积、燥屎、积水等里实证。

(三)药物组成

①由泻下药为主药物组成的。②往往加入行气药,有助于积滞的解决。

(四)分类

1.寒下

用于里热积滞实证,常以寒下药为主药物组成的,如三承气汤。

2.温下

用于脏腑间有寒冷积滞者,常以温里及泻下药为主,如大黄附子汤。

3.润下

用于阴液不足而有积滞者,常以润下药为主,如五仁丸。

4.逐水

用于水饮停聚于胸腹部,体质壮实者常以逐水药为主,如十枣汤。

5.攻补兼施

用于体虚而有积滞者,常以补益药及攻下药为主,如黄龙汤。

㈤注意事项

1.尤为重要的是,必须是表证已解,里实已成者,属于里实证时才能用。

2.有表证先解表。表证未解,里实已成,则需衡量表里轻重,采用先表后里或表里双解法。

3.注意善后,调理脾胃。禁忌生冷、油腻及不易消化的食物。

4.已泻下即停,免伤正气。

5.泻下剂治疗里实证。老年人体虚,新产血亏,病后津伤,孕妇,素有出血疾患者宜慎用。

第一节 寒下剂

三承气汤简介

承——承顺,气——胃气,承顺胃气下行。

【药物组成】

表 4.1 三承气汤药物组成

三承气汤	大黄	芒硝	枳实	厚朴	炙甘草
大承气汤	12g	9g	15g	15g	
小承气汤	12g		9g	6g	
调胃承气汤	12g	10g			6g

【用法】大承气汤先煮枳实、厚朴,后下大黄,再下芒硝,泻下作用强;小承气汤三者一起煮;调胃承气汤,大黄、甘草先煮,后放芒硝。

【功效】通结泄热,荡涤肠胃积滞(六腑以通为用,以通为补)。

【病因病理】热与积滞结合出现的病变。

一、大承气汤(《伤寒论》)

【药物组成】大黄、厚朴、枳实、芒硝。

【功效】峻下热结。

【主治症候】

1.阳明腑实证。见大便不通,频转矢气,脘腹痞满,腹痛拒按,按之硬感,甚者潮热谵语,手足濈然汗出,舌苔黄燥起刺或焦黑燥裂,脉沉实。

2.热结旁流。下利清水,脐腹疼痛,按之坚硬有块,口舌干燥,脉滑实。

3.由里热实证所致的热厥、痉病、发狂等。

【配伍意义】本方治疗由实热积滞内结肠胃,热盛灼津所致的上述症候,症状各异,病机则同。治以峻下热结。主药大黄荡涤肠胃,泄热泻结。辅药芒硝软坚润燥,泻热通便。二药相须为用,峻泻热结,急下存阴。积滞内阻,腑气不通,佐以厚朴、枳实行气破结,消痞除满,助硝、黄推荡之力以泻结下实。四药合用,具泻下、软坚、消痞、除满之功,推荡泻下力强,为寒下峻剂。

【运用化裁】本方在临床应用的主要依据是:痞(心下闷塞坚硬)、满(胸胁脘腹胀满)、燥(肠有燥粪干结不下)、实(腹中硬满,痛而拒按,大便不通或下利清水而腹中硬满不减)四证及苔黄、脉实。《伤寒论》去芒硝,并减枳实、厚朴用量,为小承气汤,以轻下热结,治疗阳明腑实,燥证未具而痞满亦较轻者。《伤寒论》去枳实、厚朴,加甘草,为调胃承气汤,以缓下热结,治疗燥实在下,而痞满之证未具或较轻者。

【应用区别】

大承气汤:具备痞满燥实证。痞,心下胃脘部痞塞坚硬。满,腹部胀满。燥实,肠中燥屎干结,肠中有形实邪,大便不通,腹部拒按。

小承气汤:具备痞满实而无燥证。

调胃承气汤:具备燥实而不具备痞满证。

【方解】三方中主药都是大黄,配伍不大一样。大承气汤用大黄、厚朴、枳实、芒硝,其中大黄、枳实、厚朴均较另两方量大;小承气汤无芒硝,枳实、厚朴量也比大承气汤小;调胃承气汤芒硝量重些,无枳实、厚朴,加炙甘草。

大承气汤主药大黄,辅药芒硝。攻下热结,泄热通便,主治症候:"痞满燥实者"。

小承气汤主药大黄,辅药枳实、厚朴。轻下热结,主治症候:"痞满实而无燥者"。

调胃承气汤燥实在肠,主用大黄、芒硝加用炙甘草调理胃气。缓下热结,主治症候:"燥实无痞满者"。

表 4.2 三承气汤应用区别

症候	方剂	病情程度	用　法
大承气汤	小承气汤	较轻	三药一起煎
小承气汤	大承气汤	较重、急	先煮枳实、厚朴,后大黄,再后芒硝
调胃承气汤	调胃承气汤	较缓	大黄、炙甘草先煎,芒硝后下

三承气指征要掌握住,其附方如下:麻子仁丸本为润下剂,但和承气汤有联系,《伤寒论》中的脾约麻子仁丸,药物组成为:小承气汤加二仁一芍蜜,因为是丸剂。

【附方】

凉膈散:调胃承气汤加栀子、黄芩、连翘、薄荷、竹叶、蜜。

【功效】清上泄下,泻火通便。

【用法】水煎服。

【主治症候】中上二焦热盛造成的热结便秘,清热为主,热天常用。

二、大黄牡丹汤(《金匮要略》)

【药物组成】牡丹 9g、桃仁 12g、芒硝 9g、大黄 18g、冬瓜仁 30g。

【用法】以水 600 毫升,煮取 100 毫升,去渣,内芒硝复煎沸,顿服。

【功效】泻热破瘀,散结消肿。

【主治症候】肠痈初起,见少腹肿痞,按之即痛如淋,小便自调。或善屈右足,牵引则痛剧;或时时发热,身汗恶寒,舌苔薄腻而黄,脉滑数。湿热瘀滞证:湿热郁积,血气凝集,以及瘀热郁结的病症,关键点在于散结破瘀,解毒。

【方解】

主药:大黄——清热化瘀(因煎法为同煎,故不以泻下作用为主)。

辅药:芒硝——助大黄软坚散结。

佐药:桃仁、丹皮、冬瓜仁——桃仁破血,丹皮清热、凉血,冬瓜仁清湿热、排脓、消肿(用薏苡仁不亚于冬瓜仁)。

无论脓成和未形成都可以用,有的认为未成脓者用,应是未溃无腹膜炎就可以用,对直肠癌也有效。注意,年老体弱、孕妇慎用,寒湿郁滞不能用。煎服法中注意大黄和其他药一起煎,取其活血化瘀之效。

【配伍意义】本方治疗湿热郁蒸,气血凝聚所致肠痈。主药大黄通腑泻热,活血行瘀,牡丹皮凉血散瘀,二者合用,泻热行瘀,除肠中湿热瘀结。辅药芒硝泻热软坚,助大黄泻热通肠,疏通壅滞,荡涤湿热;桃仁破血行瘀,合丹皮凉血散血,破瘀消肿。佐药冬瓜子清肠除湿,消痈排脓。全方苦寒泻下、清热除湿、活血化瘀三法具备,泻热破瘀,散结消肿,迅速荡除肠中湿热瘀血,使痈散肿消。

【运用化裁】热毒较重者,增加清热解毒药,如蒲公英、金银花、紫花地丁、败酱草等;瘀结较甚者,增加活血止痛药,如赤芍、乳香、没药等。

三、大陷胸汤(《伤寒论》)

【药物组成】甘遂 1.5g、大黄 21g、芒硝 21g。

【用法】水煎服。

【功效】泻热,逐水,破结。

【主治症候】水热互结结胸证。见心下痛,按之硬,或从心下至少腹拒按,硬满痛;大便秘结;日晡所小有潮热,或短气烦躁,心中懊恼;舌上燥而渴,苔黄腻;脉沉紧,按之有力。

第二节 温下剂

一、大黄附子汤(《金匮要略》)

【药物组成】细辛 3g、大黄 9g、附子 12g。

【用法】水煎服。

【功效】温里散寒,通便止痛。

【主治症候】寒实积聚(阳虚寒积里实证)。见腹痛便秘,胁下偏疼;手足厥逆,发热;脉紧弦,舌苔黏腻(关于发热有人认为是错简,有的解释成阴邪于内,阳气郁结而发热,故不必深究,有的书校勘应无发热)。

【方解】

附子 12g,大黄 6g,附子量大于大黄,用大黄泻下不取其寒。

主药:附子——温里散寒(制附子)。大黄——泻下通便。

辅药:细辛——协助附子散寒止痛,也能制止大黄寒性。

【注意事项】大黄量一定要小于附子量,文献记载,如果用了大黄附子汤大便不通反脉微细者多预后差,所以要严格遵守《金匮要略》条文。

关于细辛用 3g 问题,它有个和大黄配伍问题,《金匮要略》和《伤寒论》量很重要。什么情况下用热药安全,一是辨证准确。二是用热药必加发散药(不散则赛剑),所以有的老中医用热药加一些治风药,如一人血压 31.9/21.3kPa(240/160mmHg),头晕,手足发凉,药中用附子、肉桂,血压下来了,说明辨证准确。

二、温脾汤(《备急千金要方》)

【药物组成】大黄 9g、附子 9g、干姜 6g、人参 6g、甘草 3g。

【用法】水煎服。

【功效】攻下冷积,温补脾阳。

【主治症候】阳虚寒积证。腹痛便秘,脐下绞结,绕脐不止,口不渴,手足不温,苔白,脉沉弦而迟。

【配伍意义】本方治疗脾阳不足,寒积阻结所致的症候。治以温补脾阳,攻下冷积。主药附子温壮脾阳,解散寒凝;大黄泻积通便,荡涤邪实。合用温通,攻下冷积。辅药芒硝泻下通便,助大黄攻下积滞,干姜温脾散寒,助附子温补脾阳,制大黄、芒硝之寒,确保温下。

佐药人参、甘草益气补脾,合附子、干姜温阳补脾,以复运化,防大黄攻下伤中;当归养血,合人参、甘草使气血复其常。使药甘草调和诸药。全方温通并用,补泻兼施,攻下于温补之中,复中阳,祛寒积,平诸症。

第三节 润下剂

一、麻子仁丸(《伤寒论》)

【药物组成】麻子仁 500g、枳实 250g、厚朴 250g、大黄 500g、芍药 250g、杏仁 250g。

【用法】上药为末,炼蜜为丸,每次服 9g,每日 1~2 次。

【功效】润肠通便,泄热行气。

【主治症候】脾约证(肠胃燥热,胃功能失常,脾津不足证)。大便干燥,小便频数。润和通要注意区别,气血不足,大便干燥,排便无力不能用麻子仁丸,越用越伤气血,因为有小承气汤成分,所以对身体较好的习惯性便秘和痔疮所致的便秘较适用。

【方解】

主药:麻子仁:滋阴润肠通便。

辅药:大黄——泄热通便。杏仁——润燥通便。白芍——养阴敛津。

佐药:枳实——破气消积。厚朴——行气消积。

使药:蜂蜜——润燥通便,调和诸药。

二、济川煎(《景岳全书》)

【药物组成】当归 25g、牛膝 6g、肉苁蓉 6~9g、泽泻 4g、升麻1.5~3g、枳壳 3g。

【用法】水煎服。

【功效】温肾益精,润肠通便。

【主治症候】肾阳虚弱,肾精不足证。大便秘结,小便清长,头目眩晕,腰膝酸软,舌淡苔白,脉沉迟。

第四节 逐水剂

适用于水饮停于胸腹,身体强壮者(但要具体分析)。

十枣汤(《伤寒论》)

【药物组成】大戟、甘遂、芫花各等分。

【用法】芫花、甘遂、大戟,多用粉剂,放胶囊中,枣汤服。

【功效】攻逐水饮。

【主治症候】凡水饮停胸胁、腹腔,出现悬饮。胁下有水气,以致咳唾胸胁引痛,心下痞硬,干呕短气,头痛目眩;或胸背掣痛不得息,舌苔滑,脉沉弦者,一身悉肿;或身半以下腹胀水肿,属实证者皆可用。

【方解】

甘遂善行经隧水湿,大戟善泄脏腑水湿,芫花善消胸腹部痰饮,攻逐水饮,三药之特点也。因功效猛,凡是悬饮,实证均可用,妙在大枣缓和药之毒性,能减少药的不良反应。一句话不伤正气,也可以说扶正祛邪也。大枣保护脾胃,切勿忘记用大枣。

【服用方法】

原方服法:各等分,三味捣为散。以水一升半,先煮大枣肥者十枚,取八合去滓,内药末。强人服一钱匕,羸人服半钱,温服之,平旦服。若下后病不除者,明日更服,加半钱,得快下利后,糜粥自养。

现代用法:上三味等分为末,或装入胶囊,每服 0.5~1g,每日 1次,以大枣 1 枚煎汤送服,清晨空腹服。得快下利后,糜粥自养。

意义:三药皆为毒峻之品,易伤正气,大枣味甘,益气护胃,缓三药之毒性和峻烈,使下而不伤正;峻逐之后,必伤胃肠,得快下利后,糜粥自养,以恢复正气。

【注意事项】甘遂、大戟、芫花研末装胶囊中使用效果好,服药1 小时左右上腹不舒,伴有眩晕,恶心欲吐,继而腹痛,逐渐下移(上、中、下脘),接着大便下,一般泻 5~6 次。如服 1~2 次效果不好,应再服 1 次,也有报道服后腹痛,腹泻相当重,应停服。服药时间以清晨空腹服效好,千万不要饭后用,药量各等分 0.3g。

本方虽然凶猛,但该用还得敢用,服冷稀粥可止住腹痛和呕吐的副作用,注意千万不用煮。

用十枣汤参考《江苏中医》1958 年第 17 期。

掌握三承气汤、大黄牡丹汤药物组成、用法、功效、主治症候特点及区别要点。

【病例】

某男,干部,胃、胆囊、阑尾等共做过 11 次手术,突然腹痛,无大便 10 天,腹拒按,口渴,喜冷饮,纳少量流食,胃脘部痞满,舌苔薄黄,质淡,六部脉象按之无力,急诊入院。当时请外科、内科、中医科会诊,外科拟诊为急腹症,有手术指征,但体质弱不能手术;内科认为属于外科病。讨论结果认为,手术 11 次,体质又弱,由中医用中药治疗。证型、立法、处方、用药如下。

证型:阳明腑实证,气血虚弱。立法:扶正攻下。处方:黄龙汤去芒硝。

上例因体质虚,但具备大承气汤证,故用黄龙汤去芒硝治疗,后补液而愈。

第五节 攻补兼施剂

一、黄龙汤(《伤寒六书》)

【药物组成】大承气汤加人参 6g、当归 9g、甘草 3g、桔梗 3g、姜9g、枣 2 枚。

【用法】水煎服。

【功效】攻下通便,补气养血。

【主治症候】气血亏虚的阳明腑实证。见面色苍白少华,神倦气短懒言,下利纯稀水,身热口渴,腹部胀满,疼痛拒按,神倦少气,谵语,甚或循衣摸床,撮空理线,神昏肢厥。舌苔焦黄或黑,脉虚。

【方解】攻下用大承气汤;补气养血用人参、当归;桔梗开提肺气,又补气。共奏攻补之效。

【配伍意义】本方主治热结阳明里实已成,耗气伤血所致症候。热实内结,大伤气血,邪火独存,攻则正气不支,补则邪实壅滞,宜攻补兼施。大黄、芒硝荡涤肠胃,泄热泻结。枳实、厚朴行气破结,消痞除满,急下存正。人参、当归益气补血,扶助正气,使攻不伤正。甘草、生姜、大枣和中益气,调养脾胃,鼓舞化源以生气血,助人参、当归扶正,缓峻护中,防硝、黄、枳、朴峻下伤胃。合用能攻阳明热实,救气血之虚。特点是"煎之后,再入桔梗一撮,热沸"服用,能开宣肺气以利通肠,与人参相配,补升同用,以防正随下脱。

二、增液承气汤(《温病条辨》)

【药物组成】元参 30g、麦冬 24g、生地 24g、大黄 9g、芒硝 4.5g。

【用法】水煎服。

【功效】滋阴攻下。

【主治症候】大便不通,口干舌燥,唇裂等阴液不足证。因为增水行舟,如果纯阴虚,只能用养阴法,不能用大黄、芒硝。

【方解】本方即增液汤加硝、黄而成。取增液汤之玄参、麦冬、生地以滋养阴液,润肠通便,更加大黄、芒硝以泻热软坚,攻下腑实。共奏滋阴增液,泄热通便之效。

第五章 和解剂

(一)定义

和——调和,解——解除。《黄帝内经》上没有和解定义。和调之意,即用平和的办法来协调阴阳,达到邪去正安的目的。《伤寒论》中创造了小柴胡汤,但尚未提及和解之词,最早提出和解的是《伤寒明理论》。广义讲:凡通过调和的方法解除病邪的方剂叫和解剂。狭义讲:凡是应用调和的方法用于治疗少阳病、肝脾不和或疟疾等疾病的方剂统称和解剂,属八法中的和法。疟疾分好多种,只有正疟(寒热疟)属少阳证,所谓疟不离少阳,是指正疟而言。

(二)功效和适用范围

【功效】和解少阳为最主要的功效,并有调和肝脾、肠胃,治疟等作用。

【适用范围】少阳证,口苦,咽干,目眩,往来寒热。

(三)少阳证为什么要用和解剂

邪在少阳,不在表也不在里,表证汗法治之,里证攻下,清里以治之,而少阳属半表半里证。

1.是病邪所在部位决定的。如用汗发伤其正气,只能使病邪加重深入,下法损伤中阳,中阳损伤则气血受损。

2.胆腑特点决定的六腑以通为用,以通为补。六腑病不管多重,只要通就有治愈希望,故只能用和解法。

(四)分类

1.和解少阳:只适用于邪在少阳胆经。可见口苦,咽干,目眩,往来寒热,胸胁苦满,默默不欲饮食,心烦喜呕,舌苔薄白。脉弦者,用小柴胡汤治之。

2.调和肝脾:适用于肝气郁结,影响到脾胃所致的热结证。可见胸胁胀,腹满,腹泻。月经不调者,用逍遥散治之。

3.调和肠胃:适用邪犯肠胃功能失调。可见肠鸣泄泻,用半夏泻心汤治之。

4.治疟:适用于风寒疟(只限于风寒疟),可见寒热往来发作,有时邪达原饮。

(五)注意事项

邪在肌表或完全入里了,不能使用和解剂,否则病邪入内致病情加重。

第一节 和解少阳剂

一、小柴胡汤(《伤寒论》)

【药物组成】柴胡 12g、黄芩 9g、半夏 9g、人参 9g、生姜 9g、炙甘草 6g、大枣 4 枚。

【用法】水煎服。①人参一般可用党参或太子参代替。②注意柴胡和黄芩量的比例,柴胡量一定大于黄芩,柴胡 12g,黄芩 9g,生姜必须用 9g,不能用 3 片,大枣可以多放些。

【功效】和解少阳,益气和胃。

【主治症候】邪入少阳,为其病因病理。主证:口苦,咽干,目眩,往来寒热,胸胁苦满,默默不欲饮食,心烦喜呕等。邪犯少阳胆经而口苦,目眩,往来寒热(必须和发热恶寒区别:发热恶寒同时并见,寒热往来是交替出现)。因少阳经循胸胁,邪郁少阳则见胸胁苦满(苦满为难受)。胆主决断,邪郁胆腑,胆气郁而不舒则见默默指安静,不言语。胆郁化火,且胆与肝脏相表里则见心烦喜呕,脉弦等。治妇人伤寒,热入血室,以及疟疾、黄疸等见少阳病症。有的人治一切肝胆病均以小柴胡汤为变化。(《小柴胡汤的临床应用》陈慎武编)

【方解】病在半表半里,外宣内清。

主药:柴胡。①解半表之寒。②能泄少阳本经之热(半表寒半里热)。因偏于解半表之寒,对半里之热不够,故加辅药黄芩。

辅药:黄芩——清泄胆腑之热。

佐药:半夏、生姜——降逆止呕,生姜与柴胡同用解半表之寒,故生姜宜 9g,能解郁结。人参、大枣——益气和胃,防邪深入。

使药:炙甘草——调和诸药。

【配伍意义】邪犯少阳,正邪分争,枢机不运,影响脾胃之升降运化,见往来寒热、胸胁苦满、心烦喜呕、默默不欲饮食及口苦、咽干、目眩等症。此时不宜汗、吐、下,当以和解。主药柴胡疏透半表半里之邪。辅药黄芩清泄半表半里之热,合而清透并用,和解少阳。佐药半夏、生姜散结和胃,降逆止呕;人参、炙甘草、大枣益气健脾,既扶正以助邪透解,又御邪气内传。使药姜、枣相配,能和营卫,草、枣同用,兼可调诸药。全方能外透内清,以外透为主,扶正祛邪,以祛邪为主;和解少阳,兼和胃气,成“少阳枢机之剂、和解表里总方”。使半表半里之邪得解,少阳枢机自运诸症皆除。

【运用化裁】少阳病或然证多,故原书本方加减法多。加减法可资参考。胸中烦而不呕,去半夏、人参,加瓜蒌实;渴,去半夏,酌加人参,用量及瓜蒌根;腹中痛去黄芩,加芍药;胁下痞硬,去大枣,加牡蛎;心下悸,小便不利,去黄芩,加茯苓;不渴,外有微热者,去人参,加桂枝,温服微汗愈;咳者,去人参、大枣、生姜,加五味子、干姜。

【注意事项】

妇人伤寒,热入血室——妇人月经时感寒,出现往来寒热可以用之,但要注意月经快完时,血室空虚,应慎用。

关于黄疸(目黄、身黄、小便黄)必须见少阳证才可用。

风寒证疟(指具备少阳证才能用)加常山、草果等。

如果邪在半表半里,但是突出了半里证不能用小柴胡汤,应用蒿芩清胆汤。

二、蒿芩清胆汤(《重订通俗伤寒论》)

【药物组成】青蒿 6g、淡竹茹 9g、鲜半夏 4.5g、赤茯苓 9g、黄芩

9g、枳壳 4.5g、陈皮 4.5g、碧玉散(滑石、甘草、青黛)9g。

【用法】水煎服。

【功效】清胆利湿,和胃化痰。

【主治症候】少阳湿热证。兼有痰湿情况下(胆腑有热,胃腑有痰)出现寒热如疟,(寒轻热重)口苦胸闷,吐酸苦水,呕吐黄黏涎,胸胁胀疼,舌红苔黄腻(或白腻),脉数而右滑左弦者。

【方解】

主药:青蒿——入肝胆善清内热,还能领少阳经热出。黄芩——清胆热。

辅药:竹茹——(甘淡入胃),化热痰,止呕吐。半夏、陈皮——理气燥湿化痰,舌苔白腻用,舌苔少用减量。枳壳——下气宽中。

佐药、使药:赤茯苓、碧玉散——利湿热(使热有出路)。

三、达原饮(《瘟疫论》)

【药物组成】槟榔 6g、厚朴 3g、草果仁 2g、知母 3g、芍药 3g、黄芩 3g、甘草 2g。

【用法】水煎服。

【功效】开达膜原,辟秽化浊。

【主治症候】瘟疫或疟疾,邪伏膜原证。见憎寒壮热,或 1 日 3 次,或 1 日 1 次,发无定时,胸闷呕恶,头痛烦躁,脉弦数,舌边深红。舌苔垢腻,或苔白厚如积粉。

四、大柴胡汤(《金匮要略》)

【药物组成】柴胡 9g、枳实 9g、黄芩 9g、芍药 9g、半夏 9g、大黄 6g、生姜 12g、大枣 4 枚。

【用法】水煎服。

【功效】和解少阳,内清热结。

【主治症候】少阳病兼阳明腑实。症见:往来寒热,胸胁苦满,呕不止,郁郁微烦,心下痞硬或心下满痛,大便不解或胁热下利,舌苔黄,脉弦有力(大便不解说明比大承气汤证轻,虽有阳明证但比阳明腑实证轻,比少阳证为重)。

【方解】

主药:柴胡、黄芩——和解少阳。

辅药:大黄、枳实——泄阳明实热。

佐药:白芍——缓急止痛,清肝胆热,防止木克土,有利于大黄、枳实泄阳明实热。半夏——和胃止呕。生姜、大枣——调脾胃,呕不止故用200g。

本方发展:外科治疗腹膜炎,清胰汤一号、胆道排石汤等均以本方为基础。

【配伍意义】本方由小柴胡汤与小承气汤合方化裁而成,治疗少阳病兼阳明腑实之症候。少阳病禁下,但兼阳明腑实又不得不下,故拟和解少阳,内泻热结法。小柴胡汤去人参、甘草,加大黄、枳实、芍药。主药重用柴胡,配黄芩和解清热,以除少阳之邪,辅药轻用大黄配枳实内泻阳明热结,行气消痞。佐药以芍药益阴和里、柔肝安脾、缓急止痛,与大黄相配治腹中实痛,与枳实配伍治气血不和之心下满痛;半夏散结消痞,和胃降逆。佐使生姜温中和胃,助半夏以止呕,偕大枣鼓舞脾胃,和营卫而行津液。合用能外解少阳,微去里实,少阳、阳明双解,又不悖"少阳禁下"之原则。

【运用化裁】兼黄疸加菌陈、栀子,胁痛甚加川楝子、延胡索,胆结石加金钱草、海金沙、郁金、鸡内金。

【总结】

以下三方皆备少阳证,区别是:

小柴胡汤:少阳证代表方。

蒿芩清胆汤:所使用证偏于半里热,胆腑有热,胃腑有痰,突出清胆利湿。

大柴胡汤:除少阳证外还必须具备阳明证,如:心下痞硬,满痛或大便不解,比承气汤证要轻。即主治症候少阳与阳明合病。

胆囊疾病现在用蒿芩清胆汤较多,但必须是半里热重于半表寒,本方也稳妥。

第二节 调和肝脾剂

一、四逆散(《伤寒论》)

【药物组成】枳实 9g、芍药 9g、炙甘草 9g、柴胡 9g。

【用法】水煎服。

【功效】透邪解郁,疏肝理脾。

【主治症候】阳郁厥逆。手足不温,或咳,或悸,或小便不利,或腹中痛,或泄利下重者。肝脾气郁证,胁肋胀闷,脘腹疼痛,脉弦。从《伤寒论》角度看,传经热邪入里,阳气不宣或肝脾不和证都可用本方。阳气暂时郁结出现四肢逆冷。四逆散的四肢厥逆是阳气内郁,气机不宣造成的(不是阳气虚的四肢厥逆),手脚虽冷但不太冷,腹部还是热的,是阳气一时性不能达于四肢。胃脘痛,泄利下重是肝脾不和造成的。阳气暂时不能达于四末叫热厥,此时不清热不行,因此本方通达阳气,主药为柴胡。

【方解】

主药:柴胡——疏肝,解郁透热。①辛散而使阳气达外。②疏肝解郁。注意:柴胡升阳,春季要注意升阳而致头晕(凡是腹膜病变大量用柴胡)。柴胡一升阳,二劫肝阴,肝阴虚大量用燥,使用时一定要注意,小量用起为好。

辅药:枳实——泄热散积行气。白芍——柔肝敛阴(保护阴液,防止柴胡伤肝阴,有利于柴胡、枳实疏肝,行气)。

佐使药:炙甘草——与芍药配伍缓急止痛,调和诸药。

正常情况下都用白芍,有血瘀(胸胁刺痛时)用赤芍,也可赤、白芍一起用。

江西省动物实验取得可喜效果,据报道,柴胡、白芍、枳实配伍能恢复肝功能,复苏坏死的肝细胞有一定疗效。虚中夹实以实为主的肝硬化可以重用鸡内金。

【配伍意义】本方治疗肝脾(胃)气滞,复因伤寒之邪入里,郁遏阳气所致的厥逆证。阳郁而厥,其厥亦微,与少阴寒厥不同。治以透邪解郁,疏肝理脾。主药柴胡升阳舒郁,透邪外达。辅药芍药益阴养血柔肝,土中泻木。佐药枳实行气散结,直通胃络。使药炙甘草益气健脾,兼和诸药。柴胡配枳实,一升一降,能疏理肝脾气机;柴胡配芍药,能泻木扶土和肝脾;枳实配芍药,理气和血止腹痛;芍药配炙甘草,益阴缓急,制肝和脾。诸药相合,祛邪郁解,调畅气血,调和肝脾,清阳得升,四逆、腹痛、泄利下重诸症皆除(和四逆汤有本质上的区别)。

【运用化裁】加香附、郁金以理气解郁,治疗气郁甚者。加栀子以清热,治疗兼有内热者。《医学统旨》枳壳改枳实,加陈皮、香附、川芎,为柴胡疏肝散,增强行气疏肝、和血止痛作用,治疗肝气郁结,气滞血瘀,症见胁肋疼痛、寒热往来。咳加五味子、干姜,悸加桂枝,小便不利加茯苓,腹中痛加炮附子,泄利下重加薤白。

二、柴胡疏肝散(《证治准绳》引《医学统旨》)

【药物组成】四逆散加陈皮 9g、川芎 9g、香附 9g。

【用法】水煎服。

【功效】疏肝解郁,行气止痛,养血健脾。

【主治症候】肝气郁结,胁肋疼痛,寒热往来用的比较多。

【方解】川芎为血中之气药,既能活血又能行气,但偏于活血;香附偏解郁,陈皮偏于健胃;川芎辛、温,经常往上窜,春季少用。有人小量用,否则会出现头晕。老中医疏肝一般加养肝阴药,而且药量亦小,轻剂取之。真正懂中医的治肝不用重剂,如香附一般也只有 9~12g,而且醋制,疏肝不要太过,伤肝阴不好恢复。

三、逍遥散(《太平惠民和剂局方》)

【药物组成】当归 30g、芍药 30g、生姜 6g、柴胡 30g、薄荷 6g、白术 30g、茯苓 30g、炙甘草 30g。

【用法】共为散,每次服 3~9g,日 3 次冲服,亦可水煎服。

【功效】疏肝解郁,健脾养血。

【主治症候】肝郁血虚,脾胃不和证。可见两胁作痛,头晕目眩,口燥咽干,神疲食少。或往来寒热,月经不调,乳房作胀,舌淡红,脉弦而虚等症状和体征。上述均为肝郁血虚所造成的。

本方由疏肝、养肝、健脾三组药组成,用煨姜。

主药:当归、白芍——养血柔肝。

辅药:白术、甘草——培土。《金匮要略》中:"见肝之病知肝传脾",当先实脾为一,二是有益血的生长。

佐药:柴胡——疏肝解郁。茯苓——助白术健脾。薄荷——疏肝,除寒热,和柴胡配伍疏肝解郁。辛散没有不行,有人不主张用。煨姜——散结,生姜偏于走表,煨姜温脾土,散结。

此方稳妥全面,逍遥散应突出养血疏肝,而不应是疏肝养血也。是在养血基础上疏肝,如肝郁化火的火热现象用丹栀逍遥散。如热证养血作用强加熟地叫黑逍遥散,上三方均常用。

【配伍意义】本方治疗肝气郁结,脾失健运,又有肝血不足的肝脾不和证。肝郁、脾虚、血虚互为因果。当疏肝解郁,而又不可偏废养血柔肝。主药柴胡疏肝解郁。辅药当归、白芍养血柔肝。佐药白术、茯苓健脾祛湿,使运化有权,气血生化有源。使药炙甘草益气补中,兼缓肝之急。烧生姜,温胃和中;薄荷,助柴胡疏肝郁而散肝热。合用既补肝体,又助肝用,气血兼顾,肝脾同治,立法全面,用药周到,能解肝郁、充营血、健脾运、除诸症。

【运用化裁】加香附、郁金、陈皮以理气解郁,治疗肝脾气滞较甚者。《内科摘要》加丹皮、栀子,为加味逍遥散,以清热凉血,治疗肝郁血虚,化火生热者。《医略六书·女科指要》加生地或熟地,为黑逍遥散,以益阴养血,治疗血虚较甚,临经腹痛。

【注意事项】治疗慢性肝炎疗效可靠,注意健脾,对月经不调属血虚肝郁的可用,其他类型的不可用。如不孕可用逍遥散加一味活血药治疗。

四、痛泻要方（原名白术芍药散）（《丹溪心法》）

【药物组成】白术 90g、白芍 60g、陈皮 45g、防风 60g。

【用法】可作散剂、丸剂，亦可水煎服。

【功效】补脾柔肝，祛湿止泻。

【主治症候】脾虚肝旺致腹痛泄泻。腹痛肠鸣，大便泄泻，泻必腹痛，泻后虽缓而痛不止，舌苔薄白，脉两关不调、弦而缓。

【配伍意义】本方治疗因肝旺脾弱，土虚木贼，脾受肝制，升运失常所致症候。主药白术补脾燥湿健运，实土以御木乘。辅药白芍益阴养血，滋脾柔肝，和里缓急而止腹痛。佐药陈皮理气醒脾以调中。使药防风散肝舒脾而胜湿。合用能泻肝补脾，使肝调脾和，运健湿除，痛泻自止。

第三节 调和肠胃剂

半夏泻心汤（《伤寒论》）

【药物组成】黄芩 9g、黄连 3g、炙甘草 6g、干姜 9g、半夏 12g、大枣 4 枚、人参 9g。

【用法】水煎服。

【功效】平调寒热，和胃降逆，消痞散结。

【主治症候】寒热错杂心下痞证。寒热阻于中焦，气机升降失常，出现的痞证。《伤寒论》中少阳证误下伤脾胃阳气，虚寒证，热邪紧跟入里，寒热错杂，出现的心下痞满不痛，呕吐或干呕，或嗳气，肠鸣下利，舌苔薄黄而腻，脉弦数。

【方解】

主药：半夏——和胃消痞，降逆止呕。

辅药：干姜——温脾胃。　黄芩、黄连——泄热。

各药配伍辛开苦降，寒热为用，达到阴降、阳升目的。辛开苦降——如梅核气，常用化痰解郁法，有的解决不了，用辛开苦降法，如用苏叶、使君子、苦楝皮等药有效。

佐药:人参、大枣——补中气,培补中土。

使药:炙甘草——调和诸药。

【配伍意义】半夏泻心汤由小柴胡汤化裁,以黄连换柴胡,生姜变成干姜。原治小柴胡汤证误下,中虚邪陷,寒热错杂之邪犯中焦而致心下痞证。寒热之邪痞塞中焦,脾胃气机失和,升降失常,故心下痞满、呕吐、肠鸣下利。治以调寒热,复升降,补脾胃。主药半夏苦辛,辛开散结消痞,苦降和胃止呕。辅药干姜辛温散中寒,芩、连苦寒泄热,三药寒热并用,辛开苦降,调心下之寒热,助半夏开结消痞。佐使药人参、炙甘草、大枣甘温益气以补脾胃虚,合姜、夏、芩、连补泻兼施,邪正兼顾。诸药合用能除寒热,复升降,和肠胃,使痞、呕、利诸症皆除。

【运用化裁】《伤寒论》减少干姜用量,加入生姜,为生姜泻心汤,以温胃止呕而散水气,治疗脾胃气虚,水气内停,与入里之邪互结,症见心下痞硬、干噫食臭、腹中雷鸣、下利。《伤寒论》加重炙甘草用量,为甘草泻心汤,以补虚缓急邪祛,使胃虚得复,逆气自平,治疗痞、呕、下利,又见"水谷不化,心烦不得安",是胃中虚,客气上逆。用治急性胃肠炎效果也很好。

【附方】

生姜泻心汤:半夏泻心汤减干姜量加生姜(减干姜150g为50g)。主治症候:土虚热聚,胃气失和又夹杂水气者,也可以说在半夏泻心汤基础上多水气,可见干噫食臭,腹中雷鸣下利等,主药生姜也。

甘草泻心汤:半夏泻心汤加大炙甘草量。主治症候:胃气虚弱的痞证。可见纳谷不化,肠中雷鸣下利,心下痞硬而满,干呕心烦不得安。主要是补胃,消痞。

附子泻心汤:药物组成为大黄、黄连、黄芩、附子(炮,别煮取汁)。主治症候:热结心下表阳虚衰,胃中有热痞满证(表阳虚衰及兼有恶寒汗出)。

第四节 表里双解剂

葛根黄芩黄连汤(《伤寒论》)

【药物组成】葛根 15g、黄芩 9g、黄连 9g、甘草 3g。

【用法】水煎服。

【功效】清里解表。

【主治症候】表证未解,热邪入里的身热下利证(包括痢疾和拉肚子,这里指泄泻)。胸脘烦热,口干作渴,舌红苔黄,脉数,《伤寒论》载:"脉粗",后人校勘为脉数。

【方解】

主药:葛根——清热解表,升发清气(清气指脾胃气,故葛根在本方中一箭双雕)。

辅药:黄芩、黄连——清热燥湿,也能治痢。

佐使:炙甘草——有利于葛根升发清气,且调和诸药。

【注意事项】有无表证均可用本方,但必须有热象,赤白痢无表证不能用此方。

第五节 治疟剂

达原饮(《温疫论》)

【药物组成】槟榔 6g、厚朴 3g、草果仁 2g、知母 3g、芍药 3g、黄芩 3g、甘草 2g。

【用法】水煎服,午后温服,瘟疫晚上较重,故午后用。

【功效】开达膜原(半表半里的解释无争议之余),辟秽化浊。

开达膜原——迅速至达膜原。辟秽化浊——化温疫之邪。

【主治症候】邪伏膜原证。症见往来寒热,发于定时,胸闷呕恶,头痛烦躁,脉弦数,舌边深红,舌苔垢腻。

【方解】

主药：厚朴——祛湿理气。草果仁——化痰截疟止呕。槟榔——化痰破结。三药合用开达，辟秽。

辅佐：黄芩、白芍、知母——清热护阴，尚能缓解厚朴、槟榔、草果仁辛利之性。

使药：甘草——解毒，调和诸药。

疟疾至少有15个类型，达原饮只能用于湿热疟或痰湿疟，可加青蒿，一般不用常山。常山可令人吐。

【总结】

和解少阳方剂只能用于邪在少阳经、半表半里证，代表方小柴胡汤，用本方时一定要注意柴胡量大于黄芩。

大柴胡汤：小柴胡汤去补药加大黄、枳实，主治症候有少阳证兼阳明证，以少阳证为主，阳明证为辅，比承气汤证轻一些。治以和解少阳，内泄阳明热。

蒿芩清胆汤：主治症候少阳半里热偏于胆腑有热，胃腑有痰者。治以侧重于清胆利湿。

逍遥散：和解肝脾，适用于血虚肝郁。

柴胡疏肝散：适用于肝郁气滞实证。

四逆散和四逆汤区别：①四逆散药物甘草、枳实、柴胡、芍药。其功能透邪解郁，疏肝理气。四逆汤用附子、干姜、甘草。其功能回阳救逆。②四逆散的"四逆"为手足不温之意。四肢为脾所主，故此证由脾气素虚，外邪传入少阴阻碍阳气不达四肢，故为四逆。四逆汤的"四逆"为四肢厥逆之意。一指少阴病，为寒邪深入少阴，阳气衰微之证。二治太阳病误汗亡阳。二证一是调和肝脾，一是回阳救逆，相差很大。③四逆散功能透解郁邪、调理肝脾，用来治疗热厥症。四逆汤则具有回阳救逆的功能，主治症候阴寒内盛，阳气衰微，四肢厥冷，下利清谷等症。

半夏泻心汤：少阳证误下造成少阳虚寒，寒热互结之痞证治之。

第六章 清热剂

㈠定义

清——清除,热——热证。凡由凉性药物组成的,具有清热泄火、凉血解毒功效,用来治疗里热证的方剂称清热剂。《至真要大论》:"寒者温之,热者清之"为治则奠定理论依据。

㈡功效和适用范围

功效:清热泄火,凉血解毒。适用范围:里热证,但是热证分实热和虚热证,一定要注意实热证是实和热结合而见,所以必须清楚实热证和虚热证的区别。

㈢配伍和使用原则

配伍:①阳盛则热,"有余则折之",清热剂应以寒凉药物组成的,寒凉药包括辛寒、咸寒、苦寒药,特别是咸寒药应引起配伍注意。②火热盛则易成毒,故常配伍解毒药。③火热盛往往影响神志,可见抽搐,所以加一些芳香开窍、安神的药。④热盛必然伤津伤气,所以清热剂配合补气养阴药。⑤虚热原则上配以甘寒药,一般不用苦寒药。

使用原则:①凡表邪已解除,热已入里,里热炽盛还未形成腑实的时候可用清热剂,已形成腑实证用泻下剂,这是严格界限。②使用清热剂时必须辨别寒热真假,特别注意舌质和脉象,真热才能用清热剂。③有人用清热剂易呕吐,注意使用反佐药,如口中放生姜、生姜汁等。④阴虚火旺者光清火不行,应滋阴清热,但一定要考虑舌苔,有腻苔不能用滋阴药。

㈣分类

1.清气分热

只适用于热在气分证,可见壮热、烦渴、大汗出、脉洪大等,但有一种情况如气分余热扰心,则心中懊侬也可清气分热。治疗如:白虎汤。

2.清营凉血

只适用于邪热入营、血证,可见身热、烦扰、口渴或不渴、出血,甚至神志不清等症状和体征,治疗如:犀角地黄汤。

3.清热解毒

适用于瘟疫、瘟毒、热毒深重病症,治疗如:黄连解毒汤。

4.清脏腑热

根据热所在脏腑不同采取不同方剂予以治疗。

5.清热祛暑

适用于暑夹湿证,暑必伤气、必夹湿。治疗如:六一散。

6.清虚热

适用于热病后期,邪热仍存在,阴液已伤证,青蒿鳖甲汤治之。

㈤注意事项

1.热为阳邪,热易伤津,要注意救阴存津。

2.苦寒和咸寒都易伤阴血,要注意不要过量,过量易伤胃气,胃气恢复很慢,伤寒最怕伤阳气,热性病最怕伤津液,用寒凉药最怕伤胃气。

第一节 清气分热剂

气分热主证为但热不恶寒。

一、白虎汤(《伤寒论》)

【药物组成】石膏 30g、知母 9g、甘草 3g、粳米 9g。

【用法】《伤寒论》生石膏先煎。

【功效】清热生津。

【主治症候】阳明经热盛伤津(气分热盛证)。实际是胃、肺热,胃热为主,津液灼伤出现四大症,即大热面赤、大汗、烦渴引饮、脉洪大;舌质变化,舌质一般色红,有时苔白或苔黄,舌干,舌燥不是太干,说明伤津液;全身有热,热迫汗出;病邪为热,病位在里、在阳明。

【方解】

主药:石膏——①解肌热,透邪外出(辛甘大寒)。②生津止渴。③清泄肺胃,除烦热。

辅药:知母——清热养阴(苦寒药),用意在于"寒之不寒,救乎于水",即指:热性病用寒药体温应该下降,可热不降就得求救于水,以水灭火。知母这里的用意在于给水,但一定要注意舌苔变化,舌质润,可以减知母的量。石膏和知母的配伍妙处即在于此。当然为养阴也可加其他药物,如麦冬等。

佐使:炙甘草(注意是炙甘草,保胃气)、粳米——益胃生津,也把药力集中在胃腑。

【配伍意义】本方治疗阳明热盛证,后世温病学家以此方为代表主治气分热盛症候。风寒传入阳明化热或温热伤及卫气,主证病机为热盛伤津。邪热在经,里未成实,不能攻下;热盛津伤,苦寒直折,又化燥。唯甘寒清热生津为妥。主药石膏辛甘大寒,清泄阳明气分实热。辅药知母苦寒质润,清热泻火,养阴润燥。二药相须,清热除烦,养阴生津。佐药炙甘草、粳米养胃安中,合石膏甘寒生津,防石膏、知母大寒伤胃。四药相伍,清热生津,护中养胃,使热清烦除,津复渴止。

【运用化裁】本方临床应用依据"大热、大汗、大渴、脉洪大"。如果白虎汤证,身热、汗多而见脉大无力,或暑病身热、汗出、口渴而背微恶寒,是热盛津气两伤证,宜用白虎加人参汤,以益气生津。

【注意事项】以汗、渴为主,气津两伤,脉大无力,应用白虎加人参汤,一般用北沙参就可以了,不能用红参、高丽参,更不能用黄芪,因其甘温,一般可用西洋参。如冠心病大汗出,脉无力,烦躁,用西洋参嚼可以好转过来,无后遗症,不疲劳。有时可以用北沙参加黄芪,但北沙参要远远大于黄芪,利用黄芪补气之效,北沙参又遮住黄芪之热也,即:北沙参 15g,黄芪 6g。

二、竹叶石膏汤(《伤寒论》)

【药物组成】竹叶 9g、石膏 30g、半夏 9g、麦门冬 18g、人参 5g、甘草 3g、粳米 8g。

【用法】水煎服。

【功效】清热生津,益气和胃。

【主治症候】伤寒、温热、暑病后期,余热未清,气津两伤证。见身热多汗,心胸烦闷,气逆欲呕,口干喜饮;或虚烦不寐,舌红苔少,脉虚数。

【配伍意义】本方治疗热病之后,余热未清,气津(阴)已伤证。主药竹叶、石膏清热除烦。辅药人参益气生津,麦冬养阴生津。佐药半夏降逆止呕。使药甘草、粳米和中养胃。合用能清热生津,益气和胃。本方法自白虎汤,证虽身热、多汗,但见虚羸少气、呕逆、苔少、脉虚,已不是白虎汤证"大热、大汗、大渴、脉洪大"。故去苦寒药知母,改用甘寒药麦冬和轻清药竹叶,变大寒清热剂为清补两顾方,佐药半夏,清热和胃,补虚不恋邪。全方能清余热、复气液、和胃气,身热多汗、虚羸少气、烦渴呕逆症皆除。

第二节 清营凉血剂

只能用于温病邪热入营分或血分,营、血证有区别,血证多见神志病变和出血证。

一、清营汤(《温病条辨》)

【药物组成】犀角(水牛角)2g、生地黄 15g、玄参 9g、竹叶心 3g、黄连 5g、银花 9g、连翘 6g、麦冬 9g、丹参 6g。

【用法】水煎服。

【功效】清营解毒,退热养阴。

【主治症候】热入营分证。见身热夜甚,神烦少寐,时有谵语,口渴或不渴;或斑疹隐隐,脉细数,舌绛而干。

【配伍意义】本方治疗热伤营阴,扰乱神明,波及血分的邪热初入营分证。见身热夜甚、神烦少寐、时有谵语、口渴(邪热蒸腾营阴上潮,则口渴不甚或反不渴)、舌绛而干或见斑疹隐隐,治当清营解毒,透热养阴。主药犀角(水牛角)清营凉血解毒。辅药生地黄滋阴清热凉血,玄参凉血解毒养阴,麦冬清热养阴生津。佐药银花、连翘清热解毒,轻宣透泄;黄连、竹叶清心除烦;丹参安神,清心凉血散淤。合用能清营、解毒、养阴、透热、活血散淤,使邪热随清透从营而解,由滋养使灼伤阴液得复,身热、神烦、谵语、口渴诸症皆除。

【运用化裁】寸脉大,舌干较甚者,防苦燥劫阴,去黄连;热盛窍闭神昏者,以清心开窍,合安宫牛黄丸或至宝丹;热盛动风而痉厥者,以息风镇痉,合紫雪或加羚羊角、钩藤。

二、犀角地黄汤(《备急千金要方》)

【药物组成】犀角 2g、生地黄 30g、芍药 12g、牡丹皮 9g。

【用法】水煎服。犀角研成粉冲服,一般用水牛角代替,可用至 30g。

【功效】清热解毒,凉血散瘀。

【主治症候】热毒炽盛入血分证。

热盛动血:出现吐血,衄血(鼻出血或肌皮下出血叫衄血),尿便血,斑色紫黑,舌绛起刺。

蓄血瘀热发狂:血热相搏互结,见漱水不欲咽,腹不满但自言痞满,大便黑而易解者。

热伤血络:斑色紫黑,吐血、衄血、便血、溲血,舌红绛,脉数等。

【方解】

主药:犀角——清营凉血解毒。

58

辅药:生地——凉血止血,滋阴生津,协助犀角解血分热毒,同时养阴。

佐使:芍药、丹皮——凉血散瘀(应该是赤芍)。

【运用化裁】本方加大黄、黄芩清热逐瘀,用于蓄血、喜忘如狂者,是热与血结,留蓄下焦。加柴胡、黄芩、栀子以清泻肝火,用于郁怒而夹肝火。加白茅根、侧柏炭、小蓟等,以增凉血止血之效,用于热迫血溢。

【注意事项】治血注意活血止血,这里用赤芍和丹皮就是达到凉血散瘀目的,本方虽清血分热,但未忘记用生地养阴。

第三节 清热解毒剂

适用于瘟疫、瘟毒或疮疡疔毒等热深毒重之证。

一、黄连解毒汤(《外台秘要》引崔氏方)

【药物组成】黄芩 6g、黄连 9g、黄柏 6g、栀子 9g。

【用法】水煎服,一般习惯用焦山栀或炒山栀。

【功效】泻火解毒。

【主治症候】一切实热火毒,三焦火盛证。见大热,烦扰,口燥咽干,错语不眠;或吐衄发斑,小便短赤,舌红苔黄,脉数有力等症状和体征。也可用于身热下利,湿热黄疸,外科痈肿疔毒等证。

【方解】

主药:黄连——清心热,泻心火,兼泻中焦之火。3g 以下健胃为主,大量清热。

辅药:黄芩——泄上焦火。枯黄芩(老的,空心)清肺热,条黄芩清肠热。

黄柏——泄下焦火。盐柏入肾,清肾火。

栀子——泄三焦火,还能导热下行,使火从小便而出。

【运用化裁】以黄连为主药,心主神明,心主火,泻火必清心,心火宁,它火无矣。《医宗金鉴》加大黄,为栀子金花汤,治疗证兼大便秘结者;《金匮要略》去黄柏、栀子,加大黄,为泻心汤,以泻火消痞,治疗邪热壅滞心下,气机痞塞,症见心下痞满、心烦口渴、小便黄赤、大便不爽或秘结;或吐血衄血、舌红苔薄黄、脉数。

北京中医研究院内部报道:用黄连解毒汤治肝癌可以缓解症状,但是不能解决根本问题,建议加上治疗蛇咬伤的药,可以延长生命。济德胆蛇药治疗膀胱癌,治蛇咬伤有效。

【注意事项】关于黄连解毒汤治痈肿疔毒应兼加一些活血药。

二、清瘟败毒饮(《疫疹一得》)

【药物组成】生石膏 30g、生地 15g、犀角(今用水牛角)2g、川连 9g、栀子 12g、桔梗 9g、黄芩 12g、知母 9g、赤芍 9g、玄参 12g、连翘 9g、甘草 8g、丹皮 9g、鲜竹叶 9g。

【用法】水煎服。

【功效】清热解毒,凉血泻火。

【主治症候】瘟疫热毒充斥内外,气血两燔,见大热渴饮,头痛如劈,干呕狂躁,神昏谵语,视物昏瞀;或发斑疹,吐血,衄血,四肢抽搐,舌绛唇焦,脉沉数或沉细而数或浮大而数。

【运用化裁】原方生石膏、真川连、细生地、乌犀角均设有大、中、小三个剂量,主治症候条注:"若疫证初起,发热恶寒,头痛如劈,烦躁谵狂,身热肢冷,舌刺唇焦,上呕下泄,六脉沉细而数者,即用大剂;沉数而用中剂,虚大而数者即用小剂。斑疹一出,即加大青叶,并少佐升麻四五分,引毒外透,此外化内解,浊降清升之法。"

三、凉膈散(《太平惠民和剂局方》)

【药物组成】川大黄 600g、芒硝 600g、甘草 600g、山栀子仁 300g、薄荷叶 300g、黄芩 300g、连翘 1200g、竹叶七片。

【用法】共研细末,每次服 6g。

【功效】泻火通便,清上泄下。

【主治症候】治疗上中二焦邪郁生热,见身热口渴,面赤唇焦,胸膈烦热,口舌生疮;或咽痛吐衄,便秘溲赤;或大便不畅,舌红苔黄,脉滑数。

【配伍意义】本方治疗上中二焦邪郁生热,热聚胸膈症候。主药重用连翘以清热解毒,透散上焦邪热。辅药黄芩泻火解毒,清胸膈郁热;山栀泻三焦之火,引火下行;薄荷、竹叶轻清疏散,解上焦热;芒硝、大黄荡泄胸膈之热(意不在治便秘)。使药白蜜、甘草,既缓硝、黄峻猛,又护脾胃。合用能泻火通便,清上泄下,撤胸膈郁热。

四、普济消毒饮(《东垣试效方》)

【药物组成】黄芩 15g、黄连 15g、陈皮 6g、甘草 6g、玄参 6g、柴胡 6g、桔梗 6g、连翘 3g、板蓝根 3g、马勃 3g、牛蒡子 3g、薄荷 3g、僵蚕 2g、升麻 2g。

【用法】水煎服。

【功效】清热解毒,疏风散邪。

【主治症候】大头瘟。见发热恶寒,头面红肿焮痛,目不能开,咽喉不利,口渴,舌红,苔黄,脉数有力。

【配伍意义】本方治疗由风热疫毒外袭,壅于上焦,攻冲头面所致的大头瘟。方以主药黄芩、黄连酒炒清上焦温热疫毒。辅药牛蒡子、薄荷、僵蚕、连翘疏散头面风热。佐以玄参、马勃、板蓝根加强清热解毒之功;桔梗、甘草清利咽喉;陈皮理气,以疏通气血壅滞。佐使升麻、柴胡,助疏风清热之效,有"火郁发之"之意,兼引诸药上达头面。合用能使热毒解,风邪散,肿消痛止。

五、防风通圣散(《黄帝素问宣明论方》)

【药物组成】防风 15g、荆芥 15g、连翘 15g、麻黄 15g、薄荷 15g、川芎 15g、当归 15g、白芍 15g、白术 15g、山栀 15g、酒大黄 15g、芒硝(后下)15g、石膏 30g、黄芩 30g、桔梗 30g、甘草 60g、滑石 90g。

【用法】共研细末,每次服30g,亦可加生姜水煎服。

【功效】疏风解表,泻热通便。

【主治症候】风热壅盛,表里俱实。见憎寒壮热,头目眩晕,目赤疼痛,口苦口干,咽喉不利,胸膈痞闷,咳呕喘满,涕唾黏稠,大便秘结,小便赤涩。也用治疮疡肿毒,肠风痔漏,丹斑隐疹。

【配伍意义】本方治疗外感风邪,内有蕴热,表里俱实病症。治以解表通里,疏风清热。防风、荆芥、麻黄、薄荷疏风解表,使表之风邪从汗而解;大黄、芒硝通里荡热,使里热从下而泄。山栀、滑石泻火利水;石膏、黄芩、连翘、桔梗清肠胃,助硝、黄清泄里热;当归、川芎、白芍和血祛风;白术、甘草和中健脾,既祛邪,又不伤正。全方以清热为主,解表为辅,解表、清热、攻下并用,用硝、黄意在泄热。合用能表里双解,上下分消,三焦并治,气血兼顾,发汗不伤表,泄下不伤中。

六、仙方活命饮(《校注妇人良方》)

【药物组成】白芷3g、贝母3g、防风3g、赤芍3g、生归尾3g、甘草节3g、炒皂角刺3g、炙穿山甲3g、天花粉3g、乳香3g、没药3g、金银花9g、陈皮(酒)9g。

【功效】清热解毒,消肿溃坚,活血止痛。

【主治症候】痈疡肿毒初起。见红肿焮痛;或身热凛寒,苔薄白或黄,脉数有力。

【配伍意义】本方治疗热毒壅聚,气滞血瘀而成之痈疡。《医宗金鉴》称本方为:"疮痈之圣药,外科之首方。"治法以清热解毒,活血止痛,消肿溃坚。主药重用金银花清热解毒疗疮。辅药归尾、赤芍、乳香、没药、陈皮行气活血散瘀,以消肿止痛;防风、白芷疏散外邪,透解热毒;贝母、天花粉清热散结;山甲、皂角刺通经、溃坚、透脓。使药甘草解毒和中。酒煎能活血通络以助药效。合用能消解热毒,畅通气血,消肿止痛。

【注意事项】用于阳证肿毒而体质壮实者,阴证忌用。主要使用依据为局部红肿热痛。已溃忌用。

第四节 清脏腑热剂

一、导赤散(《小儿药证直诀》)

导赤散有三个：一个是无甘草加黄芩，一个是用了灯芯，常用的是本次讲的。

【药物组成】生地、生甘草梢、木通各等分。

【用法】加入竹叶适量，水煎服，亦可研末冲服，每次 5~10g。

【功效】清心热，养阴，利水通淋。

【主治症候】心经火热证。心火移于小肠都可以用。口渴，面赤，心胸烦热，渴欲冷饮，口舌生疮；或小便短赤而涩，尿时刺痛，舌红，脉数。

【方解】

主药：木通——降火利水。

辅药：生地——清热凉血养阴(因已伤津有口渴故不用苦寒药黄连)。

佐药：竹叶——清心利水，除烦。

佐使：甘草梢——清热解毒，止痛，调和药性。

本方利水不伤阴是因有生地，实热和虚热均可用导赤散。实热利水不伤阴，虚热也不伤津。不像黄连解毒汤会伤阴液。如热淋、石淋可以在此方上加些排石药。小儿夏季舌头底下又出现小舌头用导赤散，舌为心之苗。

二、龙胆泻肝汤(《医方集解》)

【药物组成】龙胆草 9g、黄芩 9g、栀子 9g、泽泻 12g、木通 9g、当归 3g、生地黄 9g、柴胡 6g、生甘草 6g、车前子 9g。

【用法】水煎服。

【功效】泻肝胆湿热，清三焦湿热。

【主治症候】肝胆实火上炎、肝火夹湿热证。既泻火又清湿热。头晕目眩,目赤,口苦,阴肿,阴痒,筋痿阴汗,小便淋浊,带下色黄而臭,舌红苔黄腻,脉弦数有力。

【方解】

主药:龙胆草——泻肝火,清湿热。

辅药:黄芩、栀子——协助主药泻肝火。

泽泻、木通、车前子——除湿热,助主药清湿热,无湿热不用或少用。生地黄、当归——滋阴养血。

佐药:甘草、柴胡——甘草调和诸药,柴胡主要起引经作用,使药在肝脏发挥作用,本药不能缺,而且分量要轻。

【配伍意义】本方治疗肝胆实火或肝经湿热循经上扰下注所致症候。治以泻肝胆实火,清下焦湿热。主药龙胆草大苦大寒,上泻肝胆实火,下清肝经湿热。辅药黄芩、栀子苦寒泻火,燥湿清热,助龙胆草泻火除湿。泽泻、木通、车前子清热利湿,助龙胆草清下焦湿热。肝藏血,主疏泄,体阴用阳,肝经有热,易耗伤阴血,用大量苦燥渗利降泄药,恐伤肝之阴血,故用生地、当归滋阴养血,以使标本兼顾,共为佐。柴胡疏肝兼以引经,既合生地、当归养肝体和肝用,又防苦寒降泻抑遏肝胆之气升发。佐药甘草护中,防苦寒太过伤胃,兼调和诸药。全方有泻有补,有利有滋,使火降热清,湿浊自愈。

本方对宫颈癌、黄带多有作用,但注意肝阳上亢的高血压不能用,因为单纯肝火上升,属阴虚阳亢。而有肝热、湿热舌苔腻者可以用之。

三、清胃散(《兰室秘藏》)

【药物组成】黄连 5g、升麻 6g、当归身 6g、生地 12g、牡丹皮 6g。

【用法】水煎服,亦可研末冲服,每次 6~10g。

【功效】清胃凉血。

【主治症候】胃有积热证。如:胃火上攻出现牙疼,面颊发热,齿喜冷恶热,牙龈红肿溃烂,牙宣出血,唇舌颊腮肿痛,口气热臭,口干舌燥,舌红苔黄,脉滑大而数。

【方解】

主药:黄连——泻火(为什么不用石膏?因为胃多气多血。黄连苦寒,入中焦,清心作用比石膏强;石膏辛甘大寒,配生地、丹皮凉血清热是胃腑多气多血的特点决定)。

辅药:生地、牡丹皮——凉血清热。

佐药:当归身——为什么用当归身,能养血活血。

使药:升麻——入阳明经,也作为佐药,散火解毒,量不宜大。

【配伍意义】本方治疗胃有积热,循经上攻所致症候。胃腑多气多血,火郁血热,循经上蒸,见本证。"火郁发之",黄连、升麻相配,清胃解毒,除胃腑积热及炎蒸之火。辅药生地合牡丹皮清热凉血。佐药当归养血和血。合用使清泄而降上攻之火,凉润而解血分之热,症随内之积热伏火外撤而除。

四、左金丸(原名回令丸)(《丹溪心法》)

【药物组成】黄连 180g、吴茱萸 30g。

【用法】为末,每次服 2~3g,亦可水煎服。

【功效】清肝泻火,降逆止呕。

【主治症候】肝火犯胃证。见胁肋胀痛,嘈杂吞酸,呕吐口苦,脘痞嗳气,舌红苔黄,脉弦数。

【配伍意义】本方治疗肝郁化火,横逆犯胃所致症候。治以清泻肝火,兼开郁降逆。肝火犯胃,肝有火,胃则热。主药重用黄连清热泻火,为"实则泻其子",清心泻火,使心火降则金不受火刑,金旺自能制木,实为平肝木;能直泻肝火,使肝火清则不横逆犯胃;又能清泄胃热,使胃热清则其气和。少佐吴茱萸,苦辛大热,开郁降逆,与黄连辛开苦降,下气最速;还可牵制黄连苦寒,使泻火而无凉遏之弊。本方苦辛寒热同用,以苦寒泻火为主,少佐辛热于大剂寒凉药中,非但不助热,反能使肝气下达,开郁结,降肝火,调和肝胃,其意深奥。

五、玉女煎(《景岳全书》)

【药物组成】石膏 15~30g、熟地 9~30g、知母 4.5g、麦冬 6g、牛膝 4.5g。

【用法】水煎服。

【功效】清胃滋阴。

【主治症候】阴虚胃热证。少阴不足,足少阴肾,肾阴虚,胃有热,可见头痛牙痛,齿松牙衄,烦热口渴,消渴,消谷善饥,舌干红,苔黄而干。

【方解】

主药:石膏——清胃火。

辅药:熟地——滋肾阴。九熟地是九次蒸晒,酒熟地是用酒炮制的。

佐药:知母、麦冬——知母苦寒入肺、胃、肾经;麦冬入肺、胃经,金生水,实际还是对肾好,二药可滋养肺胃之阴。

使药:牛膝——导热引血下行,指怀牛膝,引而健胃。

【配伍意义】本方治疗"少阴不足,阳明有余",水亏火盛,相因为病,而以火盛为主的症候。治以清胃滋阴。主药石膏辛甘大寒,以清阳明有余之热。辅药熟地味甘微温,以补少阴不足之水。二药能清火滋水,标本兼顾。佐药知母苦寒质润,助石膏清泄胃热;麦冬甘寒养阴,助熟地滋阴壮水。使药牛膝滋补肾水,合熟地、麦冬以治少阴不足之本;可导热,引血下行,合石膏、知母斥胃火上攻。五药相伍,能清胃热,滋肾水,撤热存阴,诸症皆愈。

【应用比较】玉女煎和清胃散相对应,清胃散治疗胃热证,玉女煎治疗阴虚胃热证。

六、芍药汤(《素问病机气宜保命集》)

【药物组成】芍药 15g、当归 9g、黄连 9g、槟榔 5g、木香 5g、甘草 5g、大黄 9g、黄芩 9g、官桂(肉桂)2g。

【用法】水煎服。

【功效】清热解毒,调气和血。

【主治症候】湿热疫毒壅滞肠中证。症状:腹痛便脓血,赤白痢下,苔腻微黄。突出表现在湿热蕴于肠中。

【方解】

主药:黄芩、黄连——清热燥湿解毒。白芍——柔肝理脾,调和气血,缓急止痛,止痢。

辅药:当归——和血。槟榔、木香——调气。

佐药:大黄——泻下通滞。肉桂——入血,有助于当归、白芍和血。用肉桂是防止苦寒药太过伤胃气,肉桂也有行气止痛作用,妙在用肉桂,量仅用 1g,不可忽视其"画龙点睛"作用。

使药:甘草——调和诸药。

河南中医学院刘及博治细菌性痢疾用芒硝保留灌肠,儿科最受欢迎,可再服芍药汤(《儿科证治简要》河南人民出版社)。

【配伍意义】本方治疗由湿热蓄积,蒸迫大肠,郁败气血所致症候。刘河间云:"泻而便脓血,气行而血止。行血则便脓自愈,调气则后重自除。"治法为清热燥湿,调和气血。主药黄连、黄芩泻火燥湿,以解肠中热毒。重用芍药益阴养血,柔肝和脾而止腹痛。当归补血和营,合芍药养肝脾受伤之阴血;木香、槟榔行气化滞,合当归、芍药调和气血。佐药大黄泻热导滞,配芩、连则清中有泻,导湿热积滞下出;官桂合归、芍和营行血,又监制芩、连、大黄之寒,以防苦寒伤阳,祛冰伏湿热之邪。使药甘草调和诸药,与芍药相配,又助和里缓急止痛之效。全方以气血并治,肝脾同调,清热燥湿,泻火解毒,行血调气,通因通用。除湿热,化积滞,调和气血,腹痛下痢、里急后重。

七、白头翁汤(《伤寒论》)

【药物组成】白头翁 15g、黄柏 12g、黄连 6g、秦皮 12g。

【用法】水煎服。

【功效】清热解毒,凉血止痢(止为治也,治痢疾不能止)。

【主治症候】湿热痢疾,毒气入血。腹痛,里急后重,肛门灼热,泻下脓血,赤多白少,渴欲饮水,舌红苔黄,脉弦数。

【方解】

主药:白头翁——性苦寒。其作用:①清热解毒,凉血,治痢。②升散郁火。③平肝止痉,这是独特的地方,不可忽视。

辅药:黄连、黄柏——泄膀胱火,利小便,泄下焦湿热。江西中医学院姚其伟教授讲:"痢疾以血为主用黄柏,尚能止痛,补肾,壮骨髓。"故在本方中具备清热燥湿,坚肠止痢之效。

佐使:秦皮——苦涩寒,涩精气(好血不能出)。

【配伍意义】本方主治热毒壅积肠中,深陷下焦血分,下迫大肠所致症候。本方以苦寒泻火、凉血解毒药组成。主药白头翁清热解毒,凉血止痢。辅药黄连、黄柏清热解毒、泻火燥湿而厚肠胃。佐使秦皮清热解毒,治热痢而除后重。四药合用,能清热解毒,凉血止痢。

【注意事项】下利纯血时可加阿胶与甘草。

八、葛根黄芩黄连汤(《伤寒论》)

【药物组成】葛根 15g、黄连 9g、黄芩 9g、甘草 3g。

【用法】水煎服。

【功效】解表清里。

【主治症候】协热下利。身热下利,胸脘烦热,口干口渴,喘而汗出,舌红苔黄,脉促(或数)。

【配伍意义】《伤寒论》原治太阳病桂枝汤证,当解肌发表而误下,邪气内陷阳明,致下利不止。以阳气素盛,虽误下而表未尽解,又见里热下利陷里,称"协热下利",为热利。见大便黏秽,肛门有灼热感。表里之热迫肺而作喘,热扰胸脘则烦热,热迫津泄而汗出,汗热伤津见口渴。治以外解肌表,内清里热。主药重用葛根,既能解表退热,又能升发脾胃清阳之气而治下利。辅药以苦寒之黄芩、黄连清热燥湿,厚肠胃而治下利。佐以甘草和胃安中,兼合诸药。诸药相伍,表解和里,身热下利,喘而汗出诸症皆除。

九、苇茎汤(《古今录验方》)

【药物组成】苇茎 30g、薏苡仁 30g、瓜瓣(冬瓜子代)24g、桃仁 9g。

【用法】水煎服。

【功效】清肺化痰,逐瘀排脓。

【主治症候】肺痈(热毒壅滞,痰瘀互结证)。见咳嗽,身有微热,重则咳吐腥臭痰,胸中隐隐作痛,舌红苔黄腻,脉滑数。

十、泻白散(原书又名泻肺散)(《小儿药证直诀》)

【药物组成】地骨皮 30g、桑白皮 30g、甘草 3g、粳米 30g。

【用法】水煎服。

【功效】泻肺清热,止咳平喘。

【主治症候】肺热喘咳证。见咳嗽,重则气急欲喘,皮肤蒸热,日晡尤甚,舌红苔黄,脉细数。

【病例】

患者,男性,26 岁,干部,泄泻 2 天,先腹痛即泄,泻下臭秽,肛门灼热,粪色黄,心烦口渴,小便短赤,舌苔黄而厚腻,脉濡数。方用葛根芩连汤。

第五节 清热祛暑剂

暑为阳邪,其性开泄,易耗气伤津,多挟湿或兼表。祛暑又有祛暑清热、解表、利湿、益气等各种具体治法。

一、六一散(《黄帝素问宣明论方》)

【药物组成】滑石 120g、生甘草 20g。

【用法】冲服,两药为 6 比 1 的关系,滑石用布包。

【功效】清暑利湿。

【主治症候】感受暑湿证。身热,心烦,口渴,小便不利或呕吐泄泻,亦治膀胱湿热所致的小便赤涩淋痛以及砂淋,泌尿系统疾病常用,尤其是疼痛明显者。

【方解】

主药:滑石——清热(寒)、化湿(淡)、下降(重)、利窍(滑)。

辅佐:生甘草——清热,可缓解滑石的寒滑太过。

【附方】

益元散:加辰砂、灯芯汤调服,治暑湿热同时又镇静安神。

碧玉散:加青黛而成,治疗暑热兼目赤,口舌生疮,咽痛,口腔癌症等。

鸡苏散:加薄荷而成,治暑湿兼表证。

二、清暑益气汤(《温热经纬》)

【药物组成】西洋参 5g、石斛 15g、麦冬 9g、黄连 3g、竹叶 6g、荷梗 15g、知母 6g、甘草 3g、粳米 15g、西瓜翠衣 30g。

【用法】水煎服,西瓜翠衣后下。

【功效】清暑益气,养阴生津。

【主治症候】暑热气津两伤。身热汗多,口渴,心烦,小便短赤,体倦少气,精神不振,脉虚数。

【方解】

主药:西瓜翠衣——清热利暑(有透的作用)。西洋参——益气生津。

辅药:荷梗、石斛、麦冬——清热解暑,养阴生津。荷梗本身还利水行气,石斛清热养阴,金、褐石斛均可以用。有人用橘皮行气,此方用荷梗、麦冬养阴生津,中在肺胃。

佐药:黄连、知母、竹叶——清心热,除烦,滋阴。黄连少用。

使药:甘草、粳米——益胃和中。

三、清络饮(《温病条辨》)

【药物组成】鲜荷叶边 6g、鲜银花 6g、丝瓜皮 6g、西瓜翠衣 6g、鲜扁豆花 6g、鲜竹叶心 6g。

【用法】水煎服。

【功效】祛暑清热。

【主治症候】暑热伤肺证。头目不清,昏眩微胀,胸闷不舒,舌淡红,苔薄白。

四、香薷散(《太平惠民和剂局方》)

【药物组成】香薷 480g、白扁豆 240g、厚朴 240g。

【用法】共为细末,每次服 9g,亦可按比例减量水煎服。

【功效】祛暑解表,化湿和中。

【主治症候】阴暑。发热恶寒,头痛无汗,身重困倦,胸闷泛恶;或腹痛吐泻,舌苔白腻,脉浮。

五、新加香薷饮(《温病条辨》)

【药物组成】香薷 6g、银花 9g、鲜扁豆花 9g、厚朴 6g、连翘 6g。

【用法】水煎服。

【功效】祛暑解表,清热化湿。

【主治症候】暑热夹湿,复感于寒证。头痛发热,恶呕无汗,面赤口渴,胸闷不舒,舌苔白腻,脉浮数。

六、桂苓甘露散(《黄帝素问宣明论方》)

【药物组成】茯苓 30g、甘草 60g、白术 15g、泽泻 30g、桂枝 15g、石膏 80g、寒水石 60g、滑石 120g、猪苓 15g。

【用法】研面冲服或水煎服。

【功效】清暑解热,化气利湿。

【主治症候】暑湿证。发热头痛,烦渴引饮,小便不利及霍乱吐泻。

第六节 清虚热剂

一、青蒿鳖甲汤（《温病条辨》）

【药物组成】青蒿 6g、鳖甲 15g、细生地 12g、知母 6g、丹皮 9g。

【用法】水煎服,用生鳖甲先煎。

【功效】滋阴透热。

【主治症候】凡因热灼真阴,温热病后期,邪留阴分者均可以用。夜热早凉,热退无汗,舌红少苔,能食形瘦,脉细数。

夜热早凉——夜属阴,热邪居于阴分,阴逢阴热突出,早晨阴逢阳则热减。

热退无汗——邪在阴分,久热伤阴,汗本于阴,阴液亏耗,不能发汗,故热虽退,但无汗。

本方因阴伤不能用苦寒药,透热而用咸寒药。

【方解】

主药:鳖甲——滋阴退热(入肝经,味咸入血,故为肝经血分药,用以清肝络,把邪搜出来,应生用先煎,重用)。青蒿——透热外出(领邪外出)。

辅药:生地、知母——益阴凉血清热。

佐使:丹皮——①凉血,清阴中之火。②引经,助青蒿透泄阴分伏热。

二、清骨散（《证治准绳》）

【药物组成】银柴胡 5g、胡黄连 3g、秦艽 3g、鳖甲 3g、地骨皮 3g、青蒿 3g、知母 3g、甘草 2g。

【功效】清虚热,退骨蒸。

【主治症候】肝肾阴虚,虚火内扰证。午后或夜间潮热,肢热心烦,形体消瘦,困倦盗汗,咽干口渴,颧赤唇红,舌红少苔,脉象细数。

三、当归六黄汤(《兰室秘藏》)

【药物组成】当归 6g、生地黄 6g、熟地黄 6g、黄芩 6g、黄柏 6g、黄连 6g、黄芪 12g。

【功效】滋阴泻火,固表止汗。

【主治症候】阴虚火旺盗汗证。发热盗汗,面赤心烦,口干唇燥,大便干结,小便黄赤,舌红苔黄,脉数。

【总结】

1.清气分热。白虎汤:药物组成应清楚。主治症候阳明经热盛,气分热证,四大症均可见。只能在气分用,不在气分不能用,白虎汤证出气津两伤证可加人参以治之。

2.清营凉血。犀角地黄汤:热入血分才能用,芍药应该是白芍;瘀不去血不止,丹皮凉血活血药,瘀血不去血不止,故应用之。

3.清热解毒。黄连解毒汤:三焦热盛才能用。

4.清脏腑热。

导赤散:"赤,心所主",治心热移于小肠。

龙胆泻肝汤:主治症候肝火夹湿证。一定要注意药物组成结构,湿不重的可去掉泽泻、木通、车前子,有湿热兼脾虚者用炒车前子。

清胃散:主治症候胃热引起的一些病变,注意升麻量宜少。

玉女煎:主治症候阴虚有热证。熟地,牛膝(分三种,怀、川、土)。土牛膝加蚤休治白喉特效(蚤休也叫七叶一枝花)。本方用怀牛膝,遗精病人不能用牛膝,虽补肝肾但引药下行。

芍药汤:主治症候湿热痢,湿热并重者用。注意肉桂一定要用,少用(口腔溃疡,顽固性的不用肉桂不行,可用肉桂口含)。

5.清热祛暑。六一散。

六一散治阳暑。暑夹湿证用六一散最合适,泌尿系炎症也可以用。

银翘散治阴暑。

清暑益气汤和《脾胃论》上的清暑益气汤不同。主治症候湿邪耗气伤津证。

6.清虚热。青蒿鳖甲汤:用于温病后期,热邪深入阴分证。其他虚热很多如气虚发热用补中益气汤。

第七章 温里剂

㈠定义

凡是用辛、甘、温、热气味的药物,均能温阳气,驱里寒,回阳救逆,治疗里寒证的方剂叫温里剂。针对里寒证设的方剂,不是表寒,据《内经·至真要大论》:"寒者热之"而设置。

㈡温里剂作用

1.温中祛寒。

2.回阳救逆。

3.温经散寒。

㈢适用范围

用于阴寒在里的里寒病症。温中祛寒:中指中焦,都是温运脾阳,驱除中焦寒邪,由温中祛寒,健脾补气药药物组成的,加降逆药,因上逆如兼肾阳亏虚(命门火衰)加温肾阳药。回阳救逆:阴寒内盛到虚阳内脱,针对阳脱证而设的,即"微者逆之,甚者从之"。严重时注意反佐(寒药中佐以热药,热药中佐以寒药都叫反佐),但用量宜小。温经散寒:适用于阳气虚,寒邪凝滞经脉时见手足痹痛等症。无论外寒入里,还是寒自内生,凡寒邪在脏腑经络,原则是"寒者热之"。

里寒所以产生——《黄帝内经》云:"邪之所腠,其气必虚,故见里寒必兼有气虚。"据里寒在部位不一样分以上三类。

中焦虚寒表现——倦怠,手足不温,脘腹痞满,腹中冷痛,不思饮食,口淡不渴或吞酸吐涎,食谷欲呕,呕吐下利,舌淡苔白润,脉沉细或沉缓。

㈣注意事项

1.辨清寒热真假,内真热,外假寒的禁用。

2.里热证禁用。

3.使用时用量必须因人而异,从小量开始,中病即止,过温则易伤阴动血。阴虚或有失血者,慎用。四时寒暑,地域均应注意。

4.根据病情不同可以与其他治法合用,如阴寒太盛,药入即吐,宜少佐寒凉药或热药冷服。

【病例】患者,平素阳虚,比别人怕冷,受冷空气影响发病,表现:腹痛、绵绵作痛,呕吐清水,水样泄泻、无臭味,喜揉喜按喜暖,口不渴,舌淡苔薄白,脉迟。

【辨证】里证、寒证、虚证,部位在脾胃。

【治法】温中,补虚,祛寒。

【方药】理中丸:人参——补气祛寒(东北参、高丽参温补);干姜——助人参补气祛寒(温补中散寒);白术——健脾祛湿;甘草——温中扶正,调和诸药。

第一节 温中祛寒剂

一、理中丸(《伤寒论》)

理中——治理中焦脾胃之意。主治症候病因病理:脾胃虚寒。

【药物组成】人参 90g、干姜 90g、白术 90g、炙甘草 90g。

【用法】丸剂,每服 9~12g,亦可水煎服。

【功效】温中祛寒,补益脾胃。

【主治症候】

1.脾胃虚寒证。脘腹绵绵作痛,喜温喜按,自利不渴,呕吐腹痛,腹满不食以及霍乱(脾胃虚寒泄泻)。

2.阳虚失血。便血、衄血或崩漏等(阳虚则不摄血阴必走,则见出血紫暗不红,质清稀)。

3.小儿慢惊,病后喜唾涎沫及胸痹等证由中焦虚寒而致者。

【方解】

主药:干姜——温中祛寒。如便血可将干姜改为炮姜。

辅药:人参——补中益气。

佐药:白术——健脾燥湿。

使药:炙甘草——补益脾气,调和诸药。

有位老中医把原方加狗骨炭,应用效果更好。

【配伍意义】脾主运化升清,胃主受纳降浊。脾胃虚寒,升降失职,证见吐利腹痛、不欲饮食诸症。治以温中祛寒,补气健脾。主药干姜温脾胃而祛里寒。辅药人参补元气而正升降。佐药白术健脾燥湿而助运化。使药炙甘草益气和中而止腹痛。合用得辛热能祛中焦之寒,得甘温能复脾胃之虚,使清阳升浊阴降,中焦健运化行,脾胃虚寒诸症皆除。

【临床运用】①呕吐明显可以少用白术或去白术加生姜,因白术甘温,升脾阳。有升阳作用对泄泻好,对吐不利。甘草甘温但无升的特点。②下利重可加重白术用量。③渴欲饮水者,口干渴是假象,可加重白术用量,升脾阳,布津液止渴,这种渴是脾阳不运造成的。如真阴液不足不可用。④腹痛严重者加重人参量,因里虚较重。如寒重可加重干姜量,往往脾阳虚胃阳也虚,可加附子,只要寒重就可用。不管其有无肾阳虚者均可用。

二、吴茱萸汤(《伤寒论》)

【药物组成】吴茱萸 9g、人参 9g、生姜 18g、大枣 4 枚。

【用法】水煎服。

【功效】温肝暖胃,降逆止呕。过去书上说温中益气,降逆止呕较合适。

【主治症候】中焦肝胃虚寒,浊阴上逆证。见胸膈满闷,胃脘作痛;厥阴头痛,干呕吐涎沫,头痛,舌白滑,脉迟。少阴吐利,手足厥冷,烦躁欲死者,是浊阴干扰肝胃不和、阳气被郁造成的。

【方解】

主药:吴茱萸——温肝暖胃,燥湿下气。突出肝、胃两个字,味难闻,配干姜就能解决。吴茱萸辛苦,主要在肝胃,本药针对病因主证。

辅药:人参——温中补虚。

佐药:大枣、生姜——补中气,佐制吴茱萸和生姜的燥烈之性,生姜散寒止呕(浊阴指水寒),因水气是虚寒造成的,所以用生姜温散水气。

吴茱萸汤能温中补虚,暖肝,降逆止呕,主突出治疗呕吐。《伤寒论》云:"头痛,干呕,吐涎沫,吴茱萸汤主之。"吴茱萸和人参量相等,生姜大于吴茱萸量的一倍。

三、小建中汤(《伤寒论》)

【药物组成】桂枝 9g、甘草 3g、大枣 4 枚、芍药 12g、生姜 9g、饴糖 18g。实际为桂枝汤倍芍药加饴糖。

【用法】水煎服。《伤寒论》用白芍必须大于桂枝一倍,饴糖重用不煎,注意方的剂量。

【功效】温中补虚,和里缓急。应该说温补中气,平补阴阳(阴阳俱补,侧重补阳为特点)。

【主治症候】阴阳俱虚,中焦虚寒,肝脾不和证。腹中拘急绵绵作痛,得温按之痛减,神疲乏力。或心中悸动,虚烦发热,面色无华,舌淡红,脉弦。四肢酸楚,手足烦热,咽干口燥。心悸为心阳不足,虚热为阳气不足,虚烦乃阴血不足。

【方解】

主药:饴糖——建中气,润肺燥。性质甘温,入脾、肺,能补脾土,建中气,润以治肺燥,故列为主药。

辅药:桂枝、白芍——温阳益阴。桂枝温阳气,白芍益阴血。桂枝辛,饴糖甘,辛甘可化阳(有助于阳气生长);芍药性酸,酸甘(白芍重用)化阴,补阴液更好。

佐药:炙甘草——益脾气。芍药和甘草共用可缓急止痛。

使药:生姜——既助桂枝温阳气,和大枣合作调和阴阳。

【配伍意义】本方主治阴阳气血俱虚,重点是中焦脾胃虚寒,且以腹中挛急疼痛为主的症候。治以温中补虚为主，温建中阳兼养阴,和里缓急止腹痛。主药饴糖益脾气而养脾阴,温补中焦,兼缓肝之急,润肺之燥。辅药桂枝温助中阳而祛里寒。芍药益阴养血,柔肝缓急。饴糖得桂枝,辛甘化阳以建中焦之阳气,伍芍药酸甘化阴以益不足之阴血,桂枝与芍药相配犹能调和营卫。佐药炙甘草补脾益气,助饴糖、桂枝益气温中以建中阳,合芍药酸甘合化而益肝扶脾。使药生姜温胃,大枣补脾,合能鼓舞脾胃生发之气,建化源行津液、和营卫。六味药在辛甘化阳之中,具酸甘化阴之用。能复中阳,建化源,充气血,和营卫,调阴阳。本方由桂枝芍药汤,重用饴糖组成,但理法与桂枝汤有别。

【临床运用】

本方加黄芪为黄芪建中汤,治溃疡病效果好,加当归叫当归建中汤,有人既加黄芪又加当归。

用小建中汤时注意苔白腻有湿者不适合应用。

温中作用最强是吴茱萸汤,其次是理中汤,小建中汤最弱。

补气作用理中汤、理中丸最强。

降逆作用吴茱萸汤最强。

补阴作用小建中汤最强。

止痛作用小建中汤最强。

理中丸:突出腹痛,四肢不温,自利,偏于补气,无降逆作用,止痛作用一般。

小建中汤:适于中焦虚寒,阳虚阴也不足者,有独特的补阴作用。用于绵绵作痛,喜温喜按,面色无华,偏于止痛,降逆弱,补气中等,温中弱。

吴茱萸汤:适于中焦虚寒,涉及到肝寒。偏于降逆,补气中等,止痛作用一般,温中作用最强。头痛,干呕吐涎沫,偏于温中。

四、大建中汤(《金匮要略》)

【药物组成】蜀椒 3g、干姜 5g、人参 9g、饴糖 18g。

【用法】水煎服。

【功效】温中补虚,降逆止痛。

【主治症候】中阳衰弱,阴寒内盛证。里虚大寒,寒气上逆。见脘腹剧痛,连及心胸,上下游走,攻冲心、胸、腹部拒按,呕不能食,脉弦紧或伏,苔白滑,甚则肢厥脉伏(说明一派寒湿象)。

【方解】

主药:蜀椒——辛热有毒,温脾、肾阳气,散寒除湿,同时降逆气。

辅药:干姜——散寒温脾。

佐药:人参、饴糖——温补中阳。

大建中汤祛寒补虚作用突出,主要祛寒,其次补中。蜀椒和饴糖配伍后,甘能制约蜀椒的性质,故大建中汤的温补能力远远超过小建中汤。

五、厚朴温中汤(《内外伤辨惑论》)

【药物组成】厚朴 30g、陈皮 30g、甘草 15g、茯苓 15g、草豆蔻仁 15g、木香 15g、干姜 2g、生姜适量。

【用法】水煎服。

【功效】温中理气,燥湿除满。

【主治症候】脾胃寒湿致脘腹胀满,泛吐清水,大便溏泄证(特点:温中同时理气燥湿,腹胀,泛吐清水)。

【方解】

主药:厚朴——温中除满燥湿。

辅药:草豆蔻仁——温中散寒。

佐使药:干姜——温中散寒,加强厚朴温中散寒作用。木香、陈皮——理气止痛。茯苓——健脾渗湿(口吐清水)。炙甘草、生姜——调和诸药,生姜可配合茯苓散水湿。

【临床运用】小建中汤白芍多,益阴不利湿;大建中汤饴糖助湿,故不宜用;理中丸不能解决胀痛,故厚朴温中汤证在临床上多见,应用此方较多。

【病例】

患者：男性，40 岁，煤矿工人。素患胃脘痛，现胃痛隐隐，泛吐清水，喜暖，喜按，神疲乏力，四肢不温，舌质淡红，脉象虚弱。呕吐者慎用甘味药，小建中汤必须有阴虚和阳虚，以阳虚为主，单纯的阳虚和阴虚均不宜用。小建中汤滋阴用于本病不合适。

第二节 回阳救逆剂

一、四逆汤（《伤寒论》）

【药物组成】炙甘草 12g、生附子 9g、干姜 9g。

【用法】用水久煎服。

【功效】回阳救逆。

【主治症候】少阴病，心肾阳衰寒厥证，一般指肾阳衰。回阳救逆实质就是温肾阳，特别是脾肾阳衰。四肢厥逆，恶寒蜷卧，吐利腹痛，下利清谷，神疲欲寐，口不渴，舌苔白滑，脉沉微细，亦可治太阳病误汗亡阳出现阳脱的四逆证，以上都是阳气衰微阴寒盛造成的脾肾阳衰。

【方解】

主药：生附子——助阳驱寒，回阳救逆（性善走不善守）。

辅药：干姜——温中驱寒（守而不走）。

佐使：炙甘草——益气，缓和生附子、干姜的辛燥之性，兼制生附子之毒，调和诸药。

【配伍意义】《素问·厥论》曰："阳气衰于下，则为寒厥。"寒邪深入少阴，阴寒独盛之危候，症见吐利腹痛、畏寒蜷卧、肢厥脉微、肾阳衰微、心脾阳亦衰。此时用大剂辛热不足以回阳破阴而救逆。主药附子大辛大热，为补益先天命门真火第一要药，通行十二经脉，生用能迅达内外温阳逐寒。辅药干姜温中散寒，助附子伸发阳气。生附子纯阳大毒，与干姜合用，其性峻烈，所以用佐使药炙甘草甘缓益气，既解生附子之毒，又缓姜、附之峻，益气守中兼能护阴，使回阳逐寒救逆又不劫阴液和致虚阳暴散。全方虽三味药,但脾肾之阳同建,温补并用,效专力宏,是回阳救逆之峻剂。

【运用化裁】《伤寒论》加人参益气固脱、生津资液,为四逆人参汤,治疗四肢厥逆,畏寒蜷卧,脉微下利,利自止而余证仍在的阳亡液脱。《伤寒论》酌增附子、干姜用量,以破阴回阳,为通脉四逆汤,治疗阴盛格阳,症见下利、肢厥、脉微、身反不恶寒、其人面色赤,或腹痛、或干呕、或咽痛、或利止而脉不止者。《伤寒论》酌加猪胆汁,为通脉四逆加猪胆汁汤,治疗"吐已下断(呕吐和下利均以停止),汗出而厥,四肢拘急不解,脉微欲绝者"能引阳人阴,兼防格拒。

二、参附汤(《正体类药》)

【药物组成】人参12g、附子9g。

【用法】姜枣水煎,徐徐服。

【功效】益气,回阳,救脱(突出益气固脱)。

【主治症候】阳气暴脱证。元气大亏,冷汗出,脉微,四肢厥冷。

【方解】

主药:人参——大补元气,补后天脾胃之气。

辅药:附子——温壮元阳。

本方比四逆汤稳妥。加姜、枣升腾脾胃阳气。方解中:"若用之得当,则能瞬息化气于乌有之乡,顷刻生阳于命门之内(瞬指眨眼,息指一呼一息。乌有之乡指药效迅速,为赞夸本方之句)。"

【应用比较】

独参汤:益气回阳,用于血脱、回阳作用不如参附汤。因无附子,主要是益气固脱。

芪附汤:治疗表虚自汗证。

术附汤:温运脾阳,祛寒燥湿。用于风湿可止痛。

三、回阳救急汤(《伤寒六书》)

【药物组成】熟附子9g、干姜6g、人参6g、炙甘草6g、炒白术

9g、肉桂 3g、陈皮 6g、五味子 3g、茯苓 9g、制半夏 9g。

【用法】水煎服。

【功用】回阳固脱,益气生脉。

【主治症候】寒邪直中三阴,真阳衰微,阴寒盛极证。见四肢厥逆,神衰欲寐,恶寒蜷卧,吐泻腹痛,口不渴;或形寒战栗,唇甲青紫,吐涎沫,舌淡苔白,脉沉微或无脉。

四、真武汤(《伤寒论》)

【药物组成】茯苓 9g、白术 6g、芍药 9g、生姜 9g、附子 9g。

【用法】水煎服。

【功效】温阳利水(特点:阳气虚,水内停)。

【主治症候】肾阳衰微,水气内停证。小便不利,四肢沉重疼痛,恶寒腹痛,下利,肢体浮肿,苔白不渴,脉沉者。

太阳病,发汗,汗出不解,其人仍发热,心下悸,头眩,身瞤动(肌肉跳动)。

【方解】

主药:附子——补益肾阳。

辅药:白术、茯苓——健脾利水。

佐药:生姜——去除寒水,散水湿。有利于白术、茯苓利水。

【临床运用】

白芍:①防止附子、生姜的辛散太过,易虚易散。②白芍护阴,附子做主药配生姜、白术、茯苓利水作用强,利水太过必伤阴,故白芍在此可护阴。白芍和附子配伍能温经,不伤阴血,故白芍和附子配伍比较奥妙。③白芍能缓急止痛,故本方不能缺白芍。

真武汤(有人叫玄武汤)。真武为北方的水神能制水,故叫真武汤。慢性肾炎晚期常用真武汤。慢性肾炎晚期常见鼻出血,这种情况能否用真武汤?可以大胆应用,甚至还可加黑锡丹。黑锡丹为成药,因温肾阳,散阴寒,降逆气,定虚喘,因此主要是温肾阳。黑锡镇静浮阳,硫磺补真阳,这种喘都是虚喘,每次服 5g,本方温补,镇静,能使病人延长生存时间,可大胆应用黑锡丹,但热证不能用。

第三节 温经散寒剂

一、当归四逆汤(《伤寒论》)

【药物组成】当归 9g、桂枝 9g、芍药 9g、细辛 3g、甘草 6g、通草 6g、大枣 5 枚。

【用法】水煎服。

【功效】温经散寒,养血通脉。

【主治症候】血虚寒厥证。血虚寒滞出现手足厥冷,脉细欲绝(沉细),舌质淡,苔白。亦治疗寒入经络,腰、股、腿、足疼痛及血虚受寒、月经不调、经前腹痛等证。

【方解】

主药:当归、桂枝——养血、助阳通脉。

辅药:芍药——和当归配伍利于养血。细辛——驱表里寒邪,温通经络。

佐药:通草——有通利血脉、关节作用(注意汉朝及汉朝以前的通草就是现在的木通)。

使药:炙甘草、大枣(重用)——益气血,调和诸药。

【应用比较】

四逆散:透邪解郁,疏肝理脾。主治症候:阳气内郁,不能达四末证,可见兼胸腹热等症状。

四逆汤:回阳救逆。主治阳衰寒盛症候。

当归四逆汤:温经散寒,养血通脉。取其温经养血,因本证根本是血虚,阳气不足,血虚寒滞等少阴病。

【配伍意义】本方治疗血虚受寒,寒邪凝滞,经脉不利,气血不畅所致的症候。治以温经散寒,养血通脉。主药当归补血和血,兼以温经通脉;桂枝温经散寒,合当归温经散寒而通血脉。辅药芍药养血益营,助当归以补营血之虚;细辛辛散温通,合桂枝散内外之寒,合当归温经通脉而止痛。佐药通草(木通)苦寒而通利,既可通血脉而利关节,又能防桂枝、细辛伤阴血而动相火。使药炙甘草、大枣益气补脾而资化源,助归、芍补血,又助桂、辛通阳,兼调和诸药。合用能充营血,除客寒,振阳气,通经脉,手足自温,脉复,腰、股、腿、足疼痛得止。

二、阳和汤(《外科全生集》)

【药物组成】熟地 30g、肉桂 3g、麻黄 2g、鹿角胶 9g、白芥子 6g、姜炭 2g、生甘草 3g。

【用法】水煎服。

【功效】温阳通络,消瘀散肿。

【主治症候】血虚寒凝痰滞出现的一切阴疽都可用此方。阴疽——可见疮面平,色白,不热不肿不痛,脉迟细。贴骨疽——毒气沉重,贴近骨,一般发生在臀、腿部。鹤膝风——指两膝肿痛厉害。痰核、流注——指痰核有走窜之性,气血衰微,凝滞不通造成的(流注和痰核的区别是痰核不动,患处漫肿无头,酸痛无热,皮色不变,口中不渴,舌苔黄白,脉沉细)。阳和汤治疗乳腺癌取得了一定效果。

【方解】

主药:熟地、鹿角胶——温补营血,生精壮骨,助阳(阴中求阳,用鹿角胶为血肉有情之品)。

辅药:肉桂、姜炭——散寒温经(入血分)。

佐药:麻黄、白芥子——通络,散寒化痰(散寒凝,化痰滞)。

使药:甘草——调和诸药。

熟地(量重)30g、麻黄(量轻)2g、姜炭(极轻)2g。熟地配麻黄防止其滋腻性,发挥了熟地温补营血作用,又防止了麻黄发汗。

【配伍意义】本方治疗由营血本虚,寒凝痰滞,痹阻于肌肉、筋骨、血脉、关节而成的阴疽及流注、痰核、鹤膝风等属阴证范畴。主药熟地温补营血,填补精髓;鹿角胶温肾阳,益精血。辅药姜炭、肉桂温阳散寒而通行血脉。佐药麻黄开发腠理以解散寒凝;白芥子温化寒痰而通络散结。使药生甘草解毒和中而兼调诸药。全方能温阳补血,散寒通滞,使阴破阳回,痰化寒消,阴疽疮肿自消。

【注意事项】治阴证的外科病,对红肿热痛的不能用。

三、黄芪桂枝五物汤(《金匮要略》)

【药物组成】黄芪 9g、桂枝 9g、芍药 9g、生姜 18g、大枣 12 枚。

【用法】水煎服。

【功用】益气和血,温经通痹。

【主治症候】血痹证。肌肤麻木不仁,关脉微,尺脉小紧。中风后遗证,见半身不遂,肢体不用;或半身汗出,肌肉消瘦,气短乏力及妇女产后、经后身痛等属气虚血滞可用本方治疗。

【配伍意义】本方主治多不常参加体力劳动者,见劳动则体疲汗出,腠理开,易受风寒。邪滞血脉,肌肤失于温养而麻木不仁(骨弱肌肤盛)症候。黄芪益气实卫,桂枝温经散寒,合用益气温阳,实卫固表不留邪。芍药、桂枝养血和营通痹,调营卫和表里。三药合能益气温阳,和血通痹。生姜辛温,助桂枝发散风寒,大枣养血益气,助黄芪,芍药益气养血,合桂枝、芍药调和营卫。合用能温通阳气,调畅营血,祛微邪通血痹。

第八章 补益剂

㈠定义

凡具有补虚益损作用,能消除一切衰弱症候,使人体生理功能恢复正常的方剂都叫补益剂。简单说凡具有补益作用的方剂即为补益剂,属于八法中的补法。即"虚者补之,不足补之,劳者温之,形不足者补之以气,身体虚弱温补益气,精不足者补之以味"。"不能治其虚,安问其余"? 即虚病不治虚还谈什么呢?

㈡分类

①补气。②补血。③气血双补。④补阳。⑤补阴。⑥阴阳并补。

㈢配伍原则

适用于气、血、阴、阳不足的各种虚损病症。补气一般指补脾、肺气为主;血虚补血补肝、脾、心;阴虚滋阴;阳虚补阳。补法不能截然分开,血虚兼气虚者补时应重在补气,光血虚气不虚也应补气,补气以生血,大出血引起血虚应以补气为主,血脱益气,"有形之血不能速生,无形之气可当急用",气虚一般不能补血,以阴滞气,气虚时不是绝对不用补血药,补中益气汤补气,但有当归,当归补血;阴虚要适当补阳,补阳时要注意补阴,因为"阴阳互根,阳生阴长"。

㈣注意事项

可根据情况采用峻补或缓补,但是一定要照顾脾胃。补药并不好用,有时行气、活血、破气等治法可立见功效,但脾胃不好时用量一定要轻。补益剂注意五脏五行之间的关系,肺气虚不一定补肺,可以补脾(土生金),肝虚可以补肾,可以既补子又补母。

辨清虚实真假,真实假虚千万不能补;随时注意不能伤害胃气,应健胃;虚病要考虑原因,"大实之病,反有羸状;至虚之病,反有盛势"。治病必求于本,补时一般不要峻补,逐渐来。

同时注意脾胃强弱。虚不受补者,宜先调理脾胃,扶助运化。常服、久服补益剂(补益剂多味厚滋腻之品)需配伍理气、健脾、和胃之品,使滋补不滞塞气机,妨碍运化。文火久煎,能提高药效。空腹或饭前服用为佳。

第一节 补气剂

适于脾、肺气虚的病症。

一、四君子汤(《太平惠民和剂局方》)

【药物组成】人参 12g、茯苓 9g、白术 9g、炙甘草 4.5g。

【用法】人参可用党参或太子参代替,白术甘温兼有滞气时作用很突出,如胃不太好,白术要用盐炒或焦白术,白汤即米汤,有助于补脾胃,民间有百病离不开盐的说法,但无理论根据,其泻以甘,其补以咸,故放盐是为加强脾胃功能,吃盐多耗色,伤肺气,盐能补血。

【功效】补中气,益脾胃。

【主治症候】脾胃气虚证。凡脾胃气虚、运化无权者皆可用。症见四肢乏力,面色萎黄,食少或便溏,肠鸣泄泻,语言低微,舌淡,脉虚弱无力。最突出的是语言低微和食少,另外从脉象也可以确诊用四君子汤。

【方解】

主药:人参——大补元气(元气指脾胃后天之本)。

辅药:白术——健脾,协助人参大补元气,燥湿。

佐药:茯苓——渗湿,对健脾也有好处。

使药:炙甘草——调和诸药,有利于补气。

【配伍意义】脾胃为后天之本、气血生化之源。饮食劳倦,损伤

88

脾胃,化生气血不足,故面色萎白,四肢无力,脾胃气虚,升运失司,则食少便溏;土为金母,脾胃一虚,肺气先绝,则语声低微。治以益气健脾。主药人参,补脾胃而益元气。辅药白术,益气健脾,燥湿助运。佐药茯苓,健脾渗湿。使药炙甘草,和中气,补脾胃。四药相合,人参、白术、炙甘草甘温补气,得茯苓渗利,补中有行,补而不滞。共奏益气补中,健脾养胃之效。

【化裁应用】加陈皮以理气助运,为异功散,治疗脾胃虚弱、食欲不振、胸脘痞闷不舒或呕吐泄泻。加半夏为六君子汤,以燥湿化痰,治疗脾胃气虚夹有痰湿,见不思饮食、恶心呕吐、胸脘痞闷、大便不实或咳嗽痰多稀白。加香附或木香、砂仁香砂为六君子汤,以理气散寒止痛,治疗脾胃气虚,寒湿滞于中焦,症见纳呆、嗳气、脘腹胀满或疼痛、呕吐泄泻。

四君子汤偏于治脾阳不足,可是阴不足怎么办呢?姚其伟教授主张加沙参,辅药变主药,叫阴四君。

【附方】

异功散:四君子汤加陈皮、半夏。气虚兼有气滞者多用。

香砂六君子汤:四君子汤加陈皮、半夏、生姜、大枣主治症候痰湿兼有气滞者。

二、参苓白术散(《太平惠民和剂局方》)

【药物组成】人参 1000g、茯苓 1000g、白术 1000g、甘草 1000g、薏苡仁 500g、莲子肉 500g、砂仁 500g、白扁豆 750g、山药 1000g、桔梗 500g、大枣适量。

【用法】共为细末,每服 6g,枣汤调服。

【功效】补气健脾,渗湿止泻。

【主治症候】脾虚湿盛证。四君子汤症见食少、便溏,或泻,或吐。同时见无力,形体羸瘦,饮食不化,脘胸痞塞,面色萎黄,苔白腻,脉虚缓者。

【方解】

主药:人参、白术、茯苓——补中气,益脾胃。

辅药:白扁豆、莲子肉、薏苡仁、山药、大枣——益脾胃。扁豆补脾胃,白扁豆微温,不热不能益肾精;薏苡仁甘、淡、寒、清热利湿;莲子肉补益养心,易上逆补脾,涩肠,故补药影响脾胃气机变化,故佐药用砂仁。

佐药:砂仁——调气健胃(可用陈皮代之,和剂局方上无陈皮)。

使药:桔梗——载药上行,到肺发挥作用,可以通过肺输布到全身去发挥作用。

【配伍意义】本方治疗脾胃气虚,运化不健,湿浊中阻症候。主药人参、白术、茯苓、炙甘草(四君子汤)补气健脾渗湿。辅药白扁豆、薏苡仁、山药、莲子肉健脾祛湿,涩肠止泻。佐药砂仁芳香醒脾,理气化浊,防补涩壅滞气机,助健脾复运之效。使药桔梗,开宣肺气,通调水道,以利渗湿;又作舟载药上行,聚培土生金(补脾盖肺)之效。诸药合用,为益气健脾,渗湿止泻。

【注意事项】肺结核病人只要不是大咳血,都可以用参苓白术散治疗。

【应用比较】参苓白术散治脾虚湿盛证,有湿者苔必腻。方药平和,温不燥,补不滞,行不泄,配伍较四君子汤补气健脾之力强,更长于和胃渗湿。而四君子汤证应见白苔。

三、补中益气汤(《脾胃论》)

【药物组成】黄芪 15g、炙甘草 5g、人参 10g、当归 10g、陈皮 6g、升麻 3g、柴胡 3g、白术 10g。

【用法】水煎服或作丸服。

【功效】补中益气,升阳举陷。

【主治症候】脾胃气虚,中气不足下陷,气虚发热证,都可用补中益气汤。主证:①身热,心烦,恶风、恶寒,自汗,口渴喜温饮,困倦,懒言,动则喘息,不欲饮食,舌淡苔白,脉虚弱大无力。②妇女崩漏,气虚下血。③清阳下陷体倦肢软,少气懒言,面色萎黄,大便稀溏,脱肛,胃下垂,久泻久痢等。"肺主气,为主六腑之气皆源于胃",身热是燥热,一过性的,过后恶风。

【方解】

主药:黄芪——益气固表(为什么主药不用人参?因黄芪走表固表,人参虽能补气但不固表)。

辅药:人参、炙甘草、白术——助黄芪益气。李东垣解释甘草泻心火,即"甘草补脾胃不足而大泻心火",这是虚火,根本是脾胃气虚。

佐药:当归、陈皮——当归养血,有助益气,乃阳生阴长关系,和甘草配泻心火。陈皮理气防止过补则滞。

使药:升麻、柴胡——升提。有助于气虚下陷症状的缓解,动物实验证实不用升麻、柴胡不行,光用一味也不行。补中益气汤中有八卦的内容。此方是缺一不可的,拆散后不行,唯独合之才有效,任应秋教授就此方专门写了一本书。

【配伍意义】本方原为治疗劳倦内伤,"气高而喘、身热而烦、脉洪大而头痛;或渴不止,其皮肤不任风寒而生寒热"者,具补气、升阳、举陷为一方,后世广泛用于中气不足、气虚下陷证。黄芪、人参、白术、炙甘草补中益气,升阳固表举陷。当归养血和营,合黄芪、参、术补气养血,使气旺血生。陈皮调中理气,使补而不壅。升麻、柴胡升举清阳,助黄芪升提中气,升阳举陷。本方特点是:补气与升提药同用。既补中气之不足,又升举下陷清阳,使脾健气充,诸症皆愈。李东垣用升麻、柴胡量轻,但不可不用,最好空腹服之。

四、生脉散(《内外伤辨惑论》)

【药物组成】人参 10g、麦冬 15g、五味子 6g。

【用法】水煎服。

【功效】益气生津,敛阴止汗。

【主治症候】气阴两伤证。暑热、温热、耗气伤阴证。见体倦气短,咽干口渴,脉虚细。汗多或热耗气造成气阴两伤,见久咳,呛咳少痰,肺虚津气两伤也可应用。体倦,气短懒言,口渴多饮,咽干舌燥,苔薄少津,脉虚数或虚细等。

【方解】

主药:人参——益气生津。

辅药:麦冬——清热生津。

佐药:五味子——敛肺生津止汗。实证有痰且喘不可用之。

【配伍意义】本方治疗因温邪暑热,或因于久咳,皆以气阴耗伤(气阴两虚)的症候。其临床主要特征为气短体倦、身疲乏力、汗多口渴、舌干脉虚。治法宜益气生津,敛阴止汗。主药人参补气生津,益脾肺而生津液。辅药麦冬养阴生津,兼清心肺胃中虚热。佐药五味子敛肺生津,止汗止咳,合麦冬酸甘化阴。三药合用能补气生津、养阴清热敛气阴、止汗泄。聚益气生津,敛阴止汗功效。使气复津充,阴存汗止,气阴充脉,虚脉自复,气短、体倦、多汗、口渴诸症皆除。

【注意事项】用生脉散时症状应偏于热,如口渴多饮,故气虚证偏热,本方一补、一清、一敛。本方偏于益气生津,热天或热伤气阴还需加清热药。

五、玉屏风散(《医方类聚》)

【药物组成】黄芪 180g、防风 60g、白术 60g。

【用法】研末,每日 2 次,每次 6~9g,亦可水煎服。

【功效】益气固表止汗。

【主治症候】表虚自汗。汗出恶风,面色㿠白,舌淡苔薄白,脉浮虚。亦治虚人腠理不固,感受风邪者。

【配伍意义】本方治疗卫气虚弱,卫表不固而致的症候。主药黄芪益气固表。辅药白术健脾益气。二药相须,加强固表之力,使气旺表实,可止汗御风。佐药防风入脾而走表,可协清阳达表实卫,又疏散风邪;与黄芪、白术相配,补中有散,使表不留邪,祛邪不伤正。三药合用,能益气固表,止汗御风。本方止汗,不用收涩敛汗药,意在

"以补为固"。

六、完带汤(《傅青主女科》)

【药物组成】炒白术 30g、山药 30g、人参 6g、苍术 9g、车前子 9g、白芍 15g、柴胡 2g、黑芥穗 2g、陈皮 2g、甘草 3g。

【用法】水煎服。

【功效】补脾疏肝,化湿止带。

【主治症候】肝郁脾虚,湿浊带下。见带下色白或淡黄,清稀无臭,面色㿠白,倦怠便溏,舌淡苔白,脉缓或濡弱。

【配伍意义】带下是脾虚肝郁,带脉失约,湿浊下注所致的湿病。本方治法补脾疏肝,化湿止带。主药重用白术、山药,白术益气健脾化湿,山药补脾益肾涩精。辅药人参益气补脾复运,合能益气补脾,健运涩精,使脾运健则湿浊不生,脾气充能升摄;苍术燥湿健脾,车前子淡渗利湿,合用能除内盛之湿,并防补摄留邪;白芍养血柔肝和脾;柴胡散肝疏郁升清;柴胡合白芍养肝体、和肝用,使木达土强;合参、术健脾运,升清阳,升摄水谷精气不复下流。佐药陈皮理气健脾,能防补涩壅滞气机;合柴胡疏肝理脾,又助参、术健脾复运;黑芥穗胜湿止带。使药甘草调药和中。全方以补中健脾为主,除湿助运为辅,佐以疏肝养血,使肝脾调和,健运湿除,白带自愈。

第二节 补血剂

适用于营血亏虚病症,补血注意补气,即"阳生阴长"。

一、四物汤(《太平惠民和剂局方》)

【药物组成】当归 10g、熟地 15g、川芎 6g、白芍 10g。

【用法】水煎服。

【功效】养血调血。

【主治症候】凡因营血虚滞所致的一切病症都可用四物汤。症见:惊惕,头晕目眩,耳鸣,面色唇爪无华,月经量少或经闭不行,瘀血经闭也可用,脐腹作痛,崩中漏下,血瘕块硬,时发疼痛;妊娠胎动不安,血下不止,且产后恶露不下,结生瘕聚,舌淡,脉弦细或细涩。调血(有书写和血)不是单纯补血,本方是从芎归胶艾汤中变来的,妇科常用,如掌握它的特点则可运用自如,内科也常用。

【方解】掌握两组关系:

一组:白芍、熟地——养血。故养血应用白芍、熟地,偏于阴。

二组:当归、川芎——活血。血虚和血滞存在于里,故可以把这组药认为偏于阳,如补血重用白芍、熟地,当归也应重用,但必须在白芍、熟地相当重的情况下重用;补血用川芎,比当归作用弱,因为助于养血;如以活血为主,应以当归、川芎为主,重用当归、川芎,白芍换成赤芍,熟地少用,活血也伤阴,故用熟地,当归补血活血,故有人说其和血。熟地与白芍配伍可以说是血中血药,当归、川芎配伍可以说是血中气药,川芎走窜性较强,春天因头晕偏亢的少用。

【配伍意义】冲为血海,任主胞胎。本方治疗妇人因冲任虚损,营血亏虚,血行不畅,营血虚滞所致诸疾。治以补血调血。熟地黄滋阴补血,当归补血活血,白芍益阴养血,川芎活血行气。四药相配,补血不滞血,活血不破血,为补血调血要剂。

【运用化裁】《医宗金鉴》加人参、黄芪以益气摄血,为圣愈汤,治疗气血虚弱,气不摄血,月经先期而至,量多色淡,四肢乏力,体倦神衰。《医宗金鉴》加桃仁、红花以逐瘀行血为桃红四物汤,治疗血虚兼见血瘀,月经超前、量多、色紫、质黏稠,或有血块、腹痛、腹胀。加肉桂、炮姜、吴萸,以温通血脉,治疗血虚有寒证。《金匮要略》加阿胶、艾叶、甘草,以养血止血,调经安胎,为芎归胶艾汤,治疗崩漏下血,月经过多,淋漓不止;或产后下血不绝;或妊娠胞阻,胎漏下血,腹中疼痛;或血虚有热者,以清热凉血,加黄芩、丹皮,熟地易为生地。

【附方】

圣愈汤:四物汤加党参(人参)、黄芪。主治症候气血两虚证。

艾附暖宫丸:四物汤加艾叶、香附。温经安胎,主治症候胞宫虚冷,适于虚寒证。

桃红四物汤:四物汤加桃仁、红花。主治症候血虚兼瘀证。

芩连四物汤:四物汤加黄芩、黄连。主治症候血虚有热证。

玉烛散:四物汤加大黄、芒硝、甘草。可以引产,主治症候胎盘滞留,血虚经闭。

用四物汤补血养血首先考虑加补气药,如希望再迅速取效,首先考虑加助阳药肉桂,肉桂入血,附子不入血,故不用附子,加肉桂也是取阳生阴长之意。如四物汤加黄芪、肉桂、炙甘草叫双和饮;如补气助阳药都加了还不能解决,就应加一些血肉有情之品,如阿胶、鹿角胶;再如血虚有热,虚热加地骨皮、丹皮。阴虚发热见气虚可再加黄芪。其次,四物汤加地骨皮、黄芪为六神汤。血虚同时有感冒的可用四物汤加桂枝汤、麻黄汤;气血两虚加四君子汤为八珍汤;再加黄芪、肉桂为十全大补汤。《傅青主女科》基本上是四物汤变化而来的。

【病例】一出血女孩,治止不住,血小板少,用太子参、三七、补中益气汤、归脾汤等无效,贫血貌重,请70多岁的中医妇科主任会诊,查大便绛色,腹中有一固定痛处,用大承气汤三剂药而愈。

二、当归补血汤(《内外伤辨惑论》)

【药物组成】黄芪30g,当归6g。

【用法】水煎服。黄芪与当归的量是5:1,黄芪多,当归少。

【功效】补气生血。

【主治症候】血虚阳浮发热证。凡因劳倦内伤,血虚气弱都可用。特别是血虚身热,肌热面赤,烦渴欲饮,脉洪大无力者。及妇人经期、产后血虚发热头痛,或疮疡溃后,久不愈合者。如出题:当归补血汤有气血双补的作用应该对还是错?答案是错的。应是补气生血,通过阳生阴长,故白芍气血双补。当归补血汤目的是补血生血,补血方法有多种,如直接内服动物性药也补血,但本方是通过补气而生血。

【配伍意义】李东垣云："血不自生，须得生阳气之药，血自旺矣。"又云："有形之血不能速生，无形之气所当急固。"本方治疗劳倦内伤，气弱血虚所致症候。阳浮必固其气，血虚必补其气。所以本方重用黄芪大补肺脾，益气补脾补气生血以裕生血之源；益肺实卫固表以救浮散之阳。守气者，血也；涵阳者，阴也。血虚甚者，单纯补气则阳无所附。故配当归补血和营，合黄芪气血双补，成阴生阳长之势，使气旺血生，阳有所附。

本方黄芪用量五倍于当归，实为重在补气，被后世推崇为补气生血的代表方剂。用治劳倦内伤，气弱血虚。可使阳气复、血渐生，气血两旺，阳有所附，肌热可除，津液自生，烦渴自止。

本方治疗妇人经期、产后血虚发热、头痛，其意益气养血而退热。用本方治疗疮疡溃后久不愈合者，是取其补气养血，以利生肌收口。

三、归脾汤（《正体类要》）

【药物组成】人参 12g、黄芪 12g、白术 9g、当归 10g、甘草 5g、茯苓 10g、远志 10g、酸枣仁 10g、木香 5g、龙眼肉 10g、生姜 6g、大枣 3 枚。

【用法】水煎服，亦可作丸服。

【功效】益气补血，健脾养心（养心健脾，益气生血）。

【主治症候】心脾两虚证。思虑过度，劳伤心脾证。见心悸怔忡，心跳剧烈（持续性者偏于虚，多为器质性的），健忘失眠，多梦，易惊（心脾两虚而致），发热（燥热，低热，体虚），体倦食少，面色萎黄，舌淡，苔薄白，脉细弱。脾不统血证。妇女月经超前，量多色淡或淋漓不止者属脾虚不统血而致舌质淡，苔薄白，脉细弱。

【方解】

主药：黄芪、龙眼肉——益气健脾养心。

辅药：人参、白术、当归——健脾、补气、养血。

佐药：木香——健脾理气，使补而不滞，因思则气结，故用木香。木香能醒脾,还能防止黄芪过补而滞,故木香不能不用,起画龙点睛的作用。远志、枣仁、茯苓——养心安神。远志交通心肾;枣仁清热泻火,疏通脾气,此方多用茯神。

使药:炙甘草——调和诸药,益气降心火。姜、枣——鼓舞脾胃升发之气,有利于生血。

【配伍意义】本方原载宋·严用和《济生方》,主治思虑过度,劳伤心脾,健忘怔忡之症候。脾为化源主思,心主血脉藏神。思虑过度,劳伤心脾,气衰血少,心神失养。治以益气补血,健脾养心。方中人参、黄芪、白术、炙甘草益气补脾强化源;当归、龙眼肉、茯苓、酸枣仁、远志养血宁心安神;木香理气醒脾,补而不滞;生姜、大枣调脾胃,资生化。合用能健脾与养心,益气补血,使气旺血生,"火土合德"则心悸怔忡、健忘、失眠、盗汗皆愈。

【经验总结】用于月经淋漓不止,可用炒木贼草汤送服,疗效远远超过原方归脾汤的作用,木贼草入肝经,且能止血,是从民间得到的方法。后世扩展了本方应用范围,治失血、月经不调。脾主统血,脾气虚弱,统摄无权,则吐血、便血、崩漏、月经超前而量多或淋漓不止。本方黄芪、白术、人参、甘草补气健脾,使统血有司,则吐血、便血、崩漏、经水过多诸症皆止。

第三节 气血双补剂

一、八珍汤(《瑞竹堂经验方》)

【药物组成】人参 6g、白术 9g、茯苓 10g、当归 10g、川芎 6g、白芍 10g、熟地黄 9g、炙甘草 3g、生姜 6g、大枣 3 枚。

【用法】水煎服。

【功效】益气补血。

【主治症候】气血两虚证。见面色苍白或萎黄,头晕眼花,四肢倦怠,气短懒言,心悸怔忡,食欲减退,舌质淡,苔薄白,脉细弱或虚大。

【运用化裁】《局方》加黄芪、肉桂,以温补气血,为十全大补汤。治疗神疲气短,自汗盗汗,四肢不温,以及妇女崩漏,月经不调,或疮疡不敛者食少纳呆;酌加砂仁、神曲以消食开胃。《三因极一病症方论》去川芎,可酌加酸枣仁、柏子仁、远志、橘皮、五味子等为人参养荣汤,以益气补血,养心安神,治疗惊悸健忘,夜寐不安,虚热自汗,咽干唇燥,形体消瘦,皮肤干枯。《古今医统大全》去茯苓,加续断、黄芪、黄芩、糯米、砂仁等以益气健脾,养血安胎,为泰山磐石散,治疗屡有堕胎宿疾或妊娠胎动不安,脉滑无力。

二、炙甘草汤(又名复脉汤)(《伤寒论》)

【药物组成】甘草 12g、生姜 10g、桂枝 10g、人参 6g、干地黄 30g、阿胶 6g、麦冬 10g、麻仁 20g、大枣(清酒)10 枚。关于麻仁,有人认为酸枣仁,有人认为黑芝麻仁,有人认为火麻仁。

【用法】水煎服。

【功效】益气养血,滋阴复脉。

【主治症候】阴血阳气虚弱,血气虚损,心脉失养证。见虚赢少气,心悸,虚烦失眠,内部干结(大便干结不通),舌质淡红,少苔,脉结代或虚数。虚劳肺痿,虚劳咳嗽,干咳无痰;或咯痰不多,痰中带血丝,形瘦气短,虚烦眠差,自汗盗汗,咽干舌燥,大便难;或虚热时发,脉虚数等症都可用本方。

【方解】

主药:炙甘草——益气。人参、大枣——益气补血养心。

辅药:生地、麦冬、麻仁、阿胶——滋阴养血。

佐药:桂枝、生姜、酒——温阳通脉。

有人主张生地、麦冬是主药,合能滋阴养血;辅药人参、阿胶、麻仁、甘草、大枣,桂枝和酒温通心阳,生姜调理脾胃。故本方争论多认为生地、麦冬为主药。

【配伍意义】本方治疗因气虚血少所致心失所养,心气虚无力鼓动血脉,心血少脉道无以盈,则脉气不相接续,故脉络代、心动悸。治以益气补血,滋阴复脉。主药炙甘草、人参、大枣益气补脾养心,化生气血,以复脉之本。辅药生地黄、麦冬、阿胶、麻仁滋阴补血,养心充脉,以复脉体。佐药桂枝、生姜、清酒温通阳气,流畅血行以复脉。全方以滋阴养血与益气温阳相配,温而不燥,滋而不腻,能使阴血渐充,阳气宣通,心得所养,脉道充盈,心悸脉结代自止。

【注意事项】本方用的多的是心动悸,脉结代,但必须是气虚,血少的情况下用。

第四节 补阴剂

适用于阴虚的病症(肾阴虚)。

一、六味地黄丸(《小儿药证直诀》)

【药物组成】熟地 24g、山药 12g、山萸肉 12g、泽泻 9g、茯苓 9g、牡丹皮 9g。

【用法】研细末,炼蜜为丸,每次 6~9g,日 2~3 次,温开水或淡盐水送服,亦可水煎服。

【功效】滋补肝肾。

【主治症候】真阴亏损,肝肾阴虚证。虚火上炎出现的腰膝酸软,头目眩晕,耳鸣耳聋,足跟痛,消渴,口燥咽干,尿频,遗精,盗汗,尺脉虚大,骨蒸潮热,手足心热,牙齿动摇,小便淋漓;或小儿囟门不合,舌红少苔等均可应用。

【方解】

主药:熟地——甘苦温,味厚滋腻,性质沉降,入肾故滋阴补肾。

辅药:山萸肉——养肝血,涩精(肝肾一火同源)。山药——健脾益肾。

佐药:泽泻——利水泻火。(阴虚阳亢,肾水火同居,阴虚阳不足而上亢,阳不足则水邪停滞,此乃邪水)。丹皮——清泄肝火(佐山萸肉温性)。茯苓——健脾利湿(阴虚虚火上炎造成的)。

肝肾同源,肝虚可以养胃,肾虚可以养肝。山萸肉养肝血,夹可转化为精,山药健脾而保证肾精之来源,故本方由熟地、山萸肉、山药组成三补。

泽泻、丹皮、茯苓——是治标,主治症候虚火上炎及泻邪水过盛。三味泻药应在保证了滋肾阴的前提下应用。有的叫三补三泻,或三开三合,体现了中医"壮水之主以制阳光"。可放少量盐,走肾。

【配伍意义】本方原治小儿"五迟",后世广泛用于肝肾亏损所致的各种病症。所主之证,皆因肝肾亏损所致。治以滋补肝肾。主药熟地滋阴补肾,益精填髓。辅药山萸肉滋肾益肝,固涩精气;山药补脾养阴,涩精固肾。佐药泽泻降肾浊,丹皮清泻肝火,茯苓淡渗脾湿。六药三阴并补,三补三泻。有熟地滋补肾阴,泽泻宣泄肾浊,肾浊去则气化行,利于真阴的生化;山萸肉温补肝肾,佐以丹皮清泻肝火,防虚火更炽;山药补脾固肾,茯苓淡渗脾湿,健脾运,资化源,使肾有所藏。补不足泻有余,补不留邪,泻不伤正。很多医家滋补肝肾的方剂都由本方化裁而来,所以为补阴的基本方剂。

【化裁应用】《医宗金鉴》加知母、黄柏为知柏地黄丸,滋阴降火,治疗阴虚火旺而致骨蒸潮热,虚烦盗汗,腰脊酸痛,遗精。《医宗己任编》加五味子为都气丸滋肾纳气平喘,治疗肾阴虚气喘,呃逆。《医级》加麦冬、五味子为麦味地黄丸,滋肾敛肺止咳,治疗肺肾阴虚,咳嗽喘逆,潮热盗汗。《医级》加枸杞子、菊花为杞菊地黄丸,养阴平肝,滋水明目。治疗肝肾阴虚而致两眼昏花,视物不明;或眼睛干涩,迎风流泪。

【附方】

知柏地黄丸:六味加知母、黄柏,降火之力增强,主治阴虚火旺证。

都气丸:六味加五味子,滋阴兼补肺气,收敛作用加强。主治症候肾虚气喘证,阴虚咳嗽,苔白腻不能用都气丸,用后痰湿不出而憋。

麦味地黄丸:也叫八仙长寿丸,六味加麦冬、五味子,滋补肺肾。治肺肾阴虚证。

杞菊地黄丸:六味加枸杞子、菊花,滋肾养肝明目,主治症候肝肾阴虚,头晕、眼花都可用。

耳聋左慈丸:六味加磁石、竹叶、柴胡,滋肾平肝,主治症候肾虚、耳聋、耳鸣、目眩。

二、左归饮(《景岳全书》)

【药物组成】熟地 8~50g、山萸肉 5g、山药 6g、枸杞子 6g、炙甘草 3g、茯苓 6g。

【用法】水煎服。

【功效】滋阴补肾,填精益髓。

【主治症候】真阴不足,虚火旺盛。见头目眩晕,腰酸腿软,遗精滑泄,自汗盗汗,口干舌燥,舌红少苔,脉细数。该方是纯补阴的方剂。

【方解】

主药:熟地——甘温滋肾以填真阴。

辅药——山茱萸、枸杞子养肝血,合主药以加强滋肾阴而养肝血之效。

佐药——茯苓、炙甘草益气健脾,山药益阴健脾滋肾。

【主治症候】真阴不足证。

【附方】左归丸:六味的三补药不变,去三泻药,换成二胶、枸杞子、菟丝子、川牛膝。说明该方滋补肾阴作用较强。

张景岳代表方剂:六味地黄丸、左归饮、左归丸三方一个比一个滋阴作用强。张景岳爱用熟地,故又名张熟地。

三、一贯煎(《续名医类案》)

【药物组成】麦冬 10g、北沙参 10g、当归身 10g、生地黄 30g、枸杞子 12g、川楝子 5g。

【用法】水煎服。

【功效】滋阴疏肝。

【主治症候】凡阴虚肝郁,肝气横逆就可用。胁痛,咽干口燥,舌红少津,脉细弱或虚弦。亦治疝气瘕聚。

【方解】

主药:生地——滋阴养血。

辅药:沙参、麦冬——滋肺阴(达到清金制木的目的)。当归、枸杞子——补肝阴。

佐使:川楝子——①疏肝。②疏肝的目的是通络(和当归配伍)。③引经入肝。

凡阴虚胁痛、胃痛、阴虚咳嗽牵连胁痛也可用本方,香附、丹皮易伤肝阴,故本方不用。目前阴虚阳亢的高血压,肺结核,溃疡的一个类型,月经病阴虚肝郁的也可用本方。

【配伍意义】本方治疗肝肾阴虚,血燥气郁,肝气郁滞,横逆犯胃所致症候。阴虚肝郁,治以养肝和肝。主药重用生地黄滋补肾水,以涵肝木。辅药枸杞子、当归滋阴补血,养肝柔肝;沙参、麦冬滋阴生津,益胃润肺,寓清金制木(佐金平木)、扶土御木。佐使少量川楝子疏肝泄热,理气止痛。川楝子性虽苦燥,与大量养阴生津药合用,无苦燥伤阴之弊。全方所治在肝,药及肺肾;滋水涵木、清金制木、扶土抑木;主以滋阴养血、补益肝肾,少佐疏肝行气药,补中有行,滋而不滞,达滋阴疏肝之效。

四、大补阴丸(《丹溪心法》)

【药物组成】熟地黄180g、龟板180g、黄柏120g、知母120g,猪脊髓、蜂蜜适量。

【用法】为末,猪脊髓蒸熟,炼蜜为小丸,每服6~9g,日2次服,亦可水煎服。

【功效】滋阴降火。

【主治症候】凡肝肾阴虚,虚火上炎(阴虚火旺)都可用本方。症见:骨蒸潮热,盗汗遗精,咳嗽,咯血,心烦易怒,吐血或烦躁易饥,足膝疼热;或腰酸腿软,舌红少苔,尺脉数而有力。此方特点是降火,滋阴同时并行。

【方解】

主药:熟地、龟板——滋阴制火。

辅药:黄柏、知母——滋阴清热(黄柏炒后加强药性,保护胃气)。

佐药:猪脊髓、蜂蜜——滋阴,制约黄柏、知母苦燥之性。猪脊髓还有使药作用,以髓补髓。

【配伍意义】本方治疗肝肾不足,阴虚火旺所致症候。治以滋阴降火。主药熟地黄、龟板滋阴壮水而制虚火。辅药黄柏、知母苦寒降火以保真阴。佐用猪脊髓、蜂蜜,能填补精髓,助滋阴壮水之力,又制约黄柏苦燥。诸药合用,成滋阴降火、培本清源之功。

第五节 补阳剂

一、肾气丸(《金匮要略》)

【药物组成】干地黄 240g、山药 120g、山茱萸 120g、泽泻 90g、茯苓 90g、丹皮 90g、桂枝 30g、炮附子 30g。

【用法】为末,炼蜜为小丸,每服 6~9g,日 2 次服,温开水或淡盐水送服,亦可水煎服。

【功效】温补肾阳。

【主治症候】肾阳虚弱证。见腰痛脚软,下半身常有冷感,少腹拘急,烦热不得卧而反倚息,小便不利或小便反多或阳痿早泄,舌质淡而胖,脉虚弱尺部沉微及痰饮,消渴,脚气等因肾阳不足所致的病症。

肾阴——也叫元阴、真阴,人体阴液的根本,对全身起濡润、滋养作用。

肾阳——也叫元阳、真阳,阳气之根本,对全身起温煦作用。

肾为水火之室,同居于肾。肾藏精,构成人体基本物质,肾精能化气,肾精化的气叫肾气,是肾阳蒸发肾阴而产生的,故决定了补肾阳得有物质基础,以补阴为主而补阳。肾气的药物组成有物质基础和功能,故本方是温补肾气。补肾气从补阴着手再补阳,这是一种方法,另外直接补肾也可以。为什么附子、肉桂用量1:1,为解释清楚,了解一下"少火生气",少火是正常的生理火,只有少火才能生气。壮火(过盛的火)食气,因此要想补肾气必须在大量的补阴药基础上加一点补阳药,达到补肾气的目的。

【方解】

主药:干地黄——滋阴补肾益精。

辅药:山萸肉、山药——补益肝脾。桂枝、附子——温阳暖肾。

佐药:茯苓、泽泻、丹皮——利水健脾,泄热。

"善补阳者,必于阴中求阳,则阳得阴助而生化无穷"。

【配伍意义】柯琴云:"命门有火,则肾有生气矣。"本方治疗由肾阳不足,肾气虚弱所致症候。治以温补肾阳,以生肾气。张介宾云:"善补阳者,必于阴中求阳,则阳得阴助而生化无穷。"本方用大量干地黄、山茱萸、山药滋阴补肾,配少量炮附子和桂枝补火助阳,阴阳并补,此为"阴中求阳";而且微微生火,使温而不热,取"少火生气"之义。用泽泻宣泄肾浊,茯苓淡渗脾湿,丹皮清泻肝火,补中有泻,以泻助补。八味共用,阴阳同补,阴中求阳;滋而不腻,温而不燥。使阴生阳长,阳蒸阴化,肾气复盛。使骨有所主,下元得温,气化行,下焦固,诸症皆除。

【运用化裁】肾阳不足,水肿,腰重脚肿,小便不利者。(《济生方》肾气丸)桂枝改为官桂,加车前子、川牛膝以温补肾阳,利水消肿。肾阳虚损,精气不足,面色黧黑,足软冷肿,耳鸣耳聋,肢体羸瘦,膝弱,小便不利,腰脊疼痛。(《济生方》十补丸)桂枝改为肉桂,加鹿茸、五味子以温壮肾阳,纳气归肾。

二、右归饮(《景岳全书》)

【药物组成】干地黄8~50g、山药6g、山茱萸3g、肉桂4g、炮附子7g、枸杞子6g、甘草5g、杜仲6g(肾气丸去茯苓、丹皮、泽泻加枸杞子、甘草、杜仲)。

【用法】水煎服。

【功效】温补肾阳,填精益髓。

【主治症候】肾阳不足,命门火衰证。气衰神疲,畏寒肢冷;或阳痿遗精,阳衰无子,饮食减少,大便不实;或小便自遗,腰膝软弱,下肢浮肿,舌淡苔白,脉沉迟。温肾作用比肾气丸加强了。

第六节 阴阳双补剂

一、地黄饮子(《圣济总录》)

【药物组成】熟干地黄 18g、巴戟天 10g、山茱萸 12g、石斛 10g、肉苁蓉 12g、炮附子 4g、五味子 6g、官桂 4g、茯苓 12g、麦门冬 10g、菖蒲 8g、远志 9g。

【用法】加生姜、大枣、薄荷,水煎服。

【功效】滋肾阴,补肾阳,开窍化痰。

【主治症候】喑痱证。下元虚衰,痰浊上泛之喑痱证。舌强不能言,足废不能用,口干不欲饮,脉沉细弱。

【配伍意义】《素问·脉解》云:"内夺而厥,则为喑痱,此肾虚也。"本方治疗因下元虚衰,虚阳上浮,痰浊上泛,堵塞窍道所致喑痱证。治以温补下元,摄纳浮阳,开窍化痰。熟地黄、山茱萸滋补肾阴,肉苁蓉、巴戟天补阳益精,附子温壮肾阳。合用主以滋阴填精,辅以温补肾阳,使阴生阳长,阴阳双补,下元自充。官桂温下接上,引火归原,可使上僭之火重归肾水。下元虚衰,浮阳上僭,上有虚火,配麦冬、五味子以养阴液、润心肺、清虚火、敛浮阳;水泛成痰,痰浊随虚阳上逆,阻塞窍道,又水不济火,心肾不交,故佐用菖蒲、远志、茯苓交通心肾,化痰开窍。诸药相合,上下同治,标本兼顾,滋阴不致寒,补阳不生燥,功效滋肾阴、补肾阳、开窍化痰。

二、龟鹿二仙胶(《医便》)

【药物组成】鹿角 5000g、龟板 2500g、人参 450g、枸杞子 900g。

【用法】共研细末,冲服,每次 9g;或煎熬成膏,每服 9g。

【功用】滋阴填精,益气壮阳。

【主治症候】真元亏损,精血不足证。身体削瘦,阳痿遗精,两目昏花,腰膝酸软,久不受孕。

【配伍意义】本方主治因酒色过度,或因七情伤损,或因病后失调,皆真元虚损,精血不足,阴阳两虚等虚损劳伤证。治以填精益髓,益气养血,调补阴阳。主药鹿角胶甘咸而性温,善温肾壮阳,补益精血;龟板胶甘咸性寒,填补精髓,滋养阴血。二药为血肉有情之品,合用能补阴阳而生精血。辅药人参微温,大补元气,实脾胃,建化源;枸杞甘平,滋阴益精,益肝肾明目。四药配伍,补阴阳、气血,滋阴填精,益气壮阳,无偏胜而平和。

三、七宝美髯丹(《积善堂方》,录自《本草纲目》)

【药物组成】何首乌 500g、牛膝 250g、茯苓 500g、当归 240g、枸杞子 240g、菟丝子 240g、补骨脂 120g。

【用法】共研细末,冲服,每次 9g。

【功效】补益肝肾,壮骨乌发。

【主治症候】肝肾不足证。脱发,须发早白,齿牙动摇,腰膝酸软,梦遗滑精或不育。

第九章 祛痰剂

㈠定义

凡以祛痰药为主药物组成,使停于体内的痰浊排出体外或消解的方剂为祛痰剂,属于八法中的消法(湿宜燥,热宜清,寒宜温,风宜消)。适用于各种痰病。

㈡功效

祛痰。适用范围:痰证(咳嗽有痰,瘰疬,癫痫都属痰证)。痰的种类很多,常见的有燥痰、风痰、寒痰、热痰、郁痰等。

㈢分类

燥湿化痰,清热化痰,润燥化痰,温化寒痰,治风化痰。

痰的生成,脾主运化,脾失健运则湿聚成痰。张介宾曰:"液有余便是痰。"李中梓曰:"脾为生痰之源。"痰之既成,随气而升降,气壅则痰聚,气顺则痰消。

㈣配伍原则

关于治痰,李中梓说:"治痰不理脾胃,非其治也。"庞安常曰:"善治痰者,不治痰而治气,气顺则一身之津液亦随气而顺矣。"因此,祛痰的基本方法是:健脾、理气、祛湿(燥湿、渗湿)。

1.湿痰:脾虚运化失调聚而为痰,为湿痰,治则为燥湿化痰,配伍原则是苦温燥湿,甘淡利湿和祛痰药配伍。

2.燥痰:由肺阴不足,内火灼熏津液凝聚而成,治则为润燥化痰,选滋润滑利药物和化痰药配合应用。

3.热痰:由热邪灼津液凝结而成,治则为清热化痰,常苦寒清热,化痰和涤痰药配用。

4.寒痰:内有停饮或肾阳虚致,治宜温化,配伍原则为辛热药结合化痰药一起应用。

5.风痰:外感风邪,肺气不宣所致,宜先宣散外邪,如止嗽散;再有湿痰内停有肝风内动者,应用搜风药加化痰药。

祛痰剂的基本配伍规律是:用祛痰药为主,配健脾、渗湿、燥湿、理气之品。根据痰病的具体情况,再配伍温阳、清热、润燥、消食、攻逐之品。痰可流窜经络,痰核的治疗要注意通经络,关于痰湿阻滞经络、肌腠而成为瘰疬、痰核者,又需配以疏通经络、软坚散结之法。

痰和饮是异音同类,稠者为痰,稀者为饮,均为湿邪。生痰在脾,贮痰在肺,治时千万注意痰和脾、肾的关系。为主之病虽俱能生痰,无不由乎肾,故和脾、肾有关,主要在脾,见痰休治痰,善治者考其生痰之源,痰有时和气一起走窜,气滞而痰也滞,痰滞气不通,善治痰者不治痰而治气,故治疗时应注意气的通调。

㈤注意事项

①注意辨生痰之源(治病必求于本)。②注意灵活配伍,如痰兼见昏厥可以祛痰药加开窍药。③祛痰药要注意行气。④注意用药和肺保持联系,最好不用蜜丸,滋润之品,有表证存在先解表。⑤麻疹初起咳嗽有痰要注意千万勿用止咳、止泻药,咳嗽有助于宣肺气,重者影响全局可以适当化痰。

第一节 燥湿化痰剂

一、二陈汤(《太平惠民和剂局方》)

【药物组成】半夏 9g、橘红 9g、白茯苓 6g、炙甘草 3g。

【用法】加生姜 5 片、乌梅 1 个水煎服。用生半夏必须加生姜,以解其毒。现在多用制半夏,如法半夏、姜半夏、竹沥半夏、京半夏、仙半夏。

【功效】燥湿化痰,理气和中。

【主治症候】湿痰咳嗽证。咳嗽痰多,色白易咯,胸脘痞闷,肢体困倦;或呕吐恶心,头眩,心悸,舌苔白润,脉滑。

【方解】

主药:半夏——燥湿化痰,和胃降逆止呕。

辅药:橘红——理气化痰,和半夏的区别重在理气。

佐药:茯苓——健脾渗湿。生姜——化痰饮,兼制半夏毒性。乌梅——收敛,把痰集中然后驱除(有书说聚而攻之),只用一枚即可,这里用乌梅有收敛肺气的作用,目前多数人不用。

使药:炙甘草——帮助茯苓健脾益气,调和诸药。

【配伍意义】脾生痰湿。脾失健运,湿聚成痰,痰阻气滞,胃失和降。治以燥湿化痰,理气和中。主药半夏燥湿化痰,降逆和胃而止呕。辅药橘红理气燥湿化痰,使气顺痰消。佐药茯苓健脾渗湿,以治生痰之源;甘草止咳和中调药为佐使。加生姜助半夏、橘红消痰,又解半夏之毒;乌梅敛肺,与半夏、橘红、生姜伍用,使散中有收,祛痰又不伤正。诸药合用,使湿去痰消,气畅脾健,诸症自除。

【附方】

温胆汤(《三因极一病症方论》):温之温和,实际上是清胆汤,脏腑既不喜寒也不喜热,故称温胆汤。药物组成为二陈汤加炒枳实、竹茹(生姜、大枣)。治疗胆郁痰扰证。表现胆怯易惊,虚烦不眠,梦多怪异。或惊悸不宁,或呕吐呃逆,或眩晕,或癫痫,苔白腻,脉弦滑。使用本方着眼点:胆郁痰扰。痰多,口黏,纳呆,恶心,苔薄黄而腻就可用。

有报导不孕症、味觉失常等均可收到意想不到之效。

导痰汤(《传信适用方》):二陈汤去乌梅、甘草,加南星(姜炙)、枳实。功效:燥湿豁痰,行气开郁。治疗痰涎壅盛,胸膈痞塞,胁肋胀满,头痛呕逆,喘急痰嗽,涕唾稠黏及肝风挟痰见眩晕头痛。痰凝结有块用南星效好,枳实下气破里。本方能导痰外出,对焦结不化的顽固性老痰用效好。

涤痰汤(《奇效良方》):温胆汤和导痰汤去乌梅,把南星换成胆星,加竹茹、枳实、人参、九节菖蒲,凡是痰阻经脉,中风痰迷心窍的舌强不语、昏迷、喉中痰鸣者,都可用,和上二方区别为有补气开窍作用。

金水六君煎(《景岳全书》):二陈汤去乌梅,加当归、熟地。以祛湿化痰,调养肺肾。用于肺肾阴虚,湿痰内盛,症见咳嗽呕恶、喘急痰多、痰带咸味者,凡肺肾阴虚就可用。熟地一般是砂仁炒过的熟地(砂拌)或加砂仁。

二、茯苓丸(治痰茯苓丸)(原载《是斋百一选方》,录自《全生指迷方》)

【药物组成】茯苓 50g、炒枳壳 25g、半夏 50g、风化朴硝 10g。

【用法】共研为丸,每服 9g,日 3 次服。

【功效】燥湿行气,软坚化痰。

【主治症候】痰伏中脘,流注经络证。两臂酸痛或抽掣,不得上举,或时复左右转移,或两手麻木,或四肢浮肿;舌苔白腻,脉沉细或弦滑。

第二节 清热化痰剂

适用于热痰者。

一、清气化痰丸(《医方考》)

【药物组成】瓜蒌仁 30g、陈皮 30g、炒黄芩 30g、杏仁 30g、炒枳实 30g、制半夏 45g、茯苓 30g、胆南星 45g。

【用法】丸剂,每次服 6~9g,亦可水煎服。

【功效】清热化痰,理气止咳。

【主治症候】热痰咳嗽。凡因热痰内结,痰壅上逆出现咳嗽,痰黄黏稠不易咯出,胸膈痞闷,甚至气急呕恶,烦躁不宁,舌质红,苔黄腻,脉滑数者均可用,寒痰者勿用。气有余便是火,液有余便是痰,余乃过盛之意。

【方解】

主药:胆南星——清热化痰。

辅药:黄芩、瓜蒌仁——黄芩清肺降火,瓜蒌仁滑肠,两药合用共奏清热化痰之效。

佐药:枳实、陈皮——顺气消痰。茯苓——健脾渗湿。杏仁——润肺降气止咳。半夏——燥湿化痰(用竹沥半夏更好)。

二、小陷胸汤(《伤寒论》)

【药物组成】黄连 6g、半夏 9g、栝蒌实 30g。

【用法】水煎服。

【功效】清热涤痰,宽胸散结。

【主治症候】痰热互结证。凡痰与热互结于胸胃部,出现胸脘痞闷,按之则痛;或心胸闷痛,胃脘微痛;吐痰黄稠,舌苔黄腻,脉浮滑或浮数者均可用,也是治疗冠心病的一个典型方子。

【方解】

主药:全瓜蒌——清热涤痰,下气宽胸(先煮瓜蒌,后下他药)。

辅药:黄连、半夏——清热,消痰除痞。(黄连寒清热,苦开结)半夏和黄连配伍辛开苦降。

【附方】

柴胡陷胸汤:小陷胸汤加柴胡、黄芩、枳实、桔梗、生姜,有和解少阳,化热痰之功效,兼痰热内阻都可用。主证:寒热往来,胸闷,口渴,苔黄。胆囊炎、肝炎也常用本方。

蒿芩清胆汤:里热偏重,清胆利湿为主,和胃化痰为辅,症以寒轻热重,口黏吐黄涎才可用本方。

三、滚痰丸(礞石滚痰丸)(《泰定养生主论》方,录自《玉机微义》)

【药物组成】酒大黄 240g、黄芩 240g、礞石 30g、沉香 15g。

【用法】水丸,每服 6~9g,日服 2~3 次,亦可水煎服。

【功效】泻火逐痰。

【主治症候】实热老痰证。出现癫狂、昏迷，惊悸怔忡；或不寐，或多怪梦，或咳喘痰稠，或胸脘痞闷，或眩晕耳鸣；大便秘结，苔黄厚腻，脉滑数有力（身体羸弱的不能用）。

神经病实证，狂证用。癫证用导痰汤，不能解决用此方。

【方解】

主药：礞石——坠痰下气，平肝镇惊。

辅药：大黄——清泄实热。

佐药：黄芩、沉香——清热、降气。

【注意事项】只能开成丸剂，不能开成汤剂，晚间临睡前服。

第三节 润燥化痰剂

贝母瓜蒌散(《医学心悟》)

【药物组成】贝母 5g、瓜蒌 3g、天花粉 2g、茯苓 2g、橘红 2g、甜桔梗 2g。

【用法】水煎服。

【功效】润肺清热，理气化痰。

【主治症候】燥痰咳嗽。适于燥痰，咯痰不爽，涩而难出，咽喉干痛，甚至呛咳喘促，苔白而干或舌红，少苔（这种情况下用二陈汤是大错）。

【方解】

主药：贝母——清热润燥，化痰止咳。（也有解郁作用，当伤阴有郁不用香附而用贝母）；瓜蒌——清热涤痰，润燥。

辅药：天花粉（瓜蒌根）——润肺生津（亦能引产）。

佐药：陈皮——理气（不可重用，可换成枳壳，陈皮偏凉，要学其法，不在于学其方）。茯苓——健脾。桔梗——引经，并能宣肺化痰。

【配伍意义】本方主证为燥热灼津，炼液为痰。"湿痰治在运脾，燥痰治在润肺"。主药贝母润肺清热,化痰止咳;瓜蒌清热润肺,开结涤痰。辅药天花粉清热生津润燥,以助润肺清热化痰之效。无论湿痰、燥痰,皆由液郁而成。肺燥宜清润,痰黏涩用滋润,反不利于化痰排痰。所以方中未用滋阴之品,佐以橘红辛燥理气化痰,茯苓甘淡健脾渗湿,为加强脾运,输津以润肺燥,使气顺痰消。以桔梗为佐使宣利肺气,既利祛痰,又复宣发肃降之职。全方综清热、润燥、化痰三个方面,清而不寒,润而不腻,为润肺清热、理气化痰之剂,使娇脏得润,热清痰化,宣降有常,咳嗽自愈。

第四节 温化寒痰剂

用于脾肾阳虚、肺寒有饮造成的寒饮证。苔腻清稀,咳嗽胸闷,舌淡苔白滑,脉沉迟。

一、苓甘五味姜辛汤(《金匮要略》)

【药物组成】茯苓 12g、甘草 6g、干姜 9g、细辛 3g、五味子 6g。

【用法】水煎服。

【功效】温肺化饮。

【主治症候】寒痰水饮停留于肺的痰饮咳嗽。咳嗽痰稀,色白量多,胸满不快,苔白滑,脉弦滑。

【方解】

主药:干姜——温肺散寒化饮。

辅药:细辛——温肺化痰化饮。茯苓——健脾渗湿。

佐药:五味子——温敛肺气(防细辛、干姜辛散太过),量不要太重。

使药:炙甘草——调和诸药,益气。

本方由小青龙汤变化而来,外有表证,内有水饮用小青龙汤,寒痰水饮停留于肺用苓甘五味姜辛汤,这是与小青龙汤证的区别。

二、三子养亲汤(原载《皆效方》,录自《杂病广要》)

【药物组成】炒苏子 9g、炒白芥子 6g、炒莱菔子 9g。

【用法】水煎服。

【功效】温肺化痰,消食降气。

【主治症候】痰壅气逆食滞证。凡痰壅气滞,咳嗽喘逆,痰多胸痞,食少难消,舌苔白腻,脉滑。咳嗽胸胁疼痛,用本方较恰当,如胸膜炎粘连(不敢用十枣汤可用三子养亲汤。养亲——对老年人有痰又不思饮食者效果好,亲治老人)。

【方解】

主药:白芥子——温肺利气,快膈引痰(治癫痫效果很好)。

辅药:苏子——平稳降气化痰。

佐药:莱菔子——除行气外尚可消食,从药测证,从证推理而得之。

第五节 治风化痰剂

注意内风和外风,止嗽散治外风有痰,半夏白术天麻汤治内风有痰。

一、止嗽散(《医学心悟》)

【药物组成】桔梗 960g、荆芥 960g、紫菀 960g、百部 960g、白前 960g、甘草 360g、陈皮 480g。

【用法】散剂,每服 6~9g,姜汤水送服,亦可水煎服。

【功效】疏风解表,止咳化痰。

【主治症候】外感咳嗽见咳嗽咽痒,微有恶风,发热,舌苔薄白等症。对外感风寒、风寒犯肺引起咳嗽效果好,表证基本已除无化热时用最恰当。

【方解】

主药:荆芥、紫菀——发散风寒,宣肺理气。

辅药:百部、桔梗——宣肺理气,止咳。

佐药:白前——降气化痰;橘红——化痰兼理气。

使药:甘草——调和诸药。

二、半夏白术天麻汤(《医学心悟》)

【药物组成】半夏 9g、天麻 6g、茯苓 6g、橘红 6g、白术 9g、甘草 2g。

【用法】生姜 1 片,大枣 2 枚,水煎服。

【功效】化痰息风,健脾祛湿。

【主治症候】风痰上扰证。湿痰内停兼有肝风内动证。眩晕,头痛,胸膈痞闷,恶心呕吐,苔白腻,脉弦滑。

【方解】

主药:半夏——燥湿化痰(痰厥非半夏不能除);天麻——平肝熄风(性燥不可大量应用,易化燥见头涨痛)。

辅药:白术、茯苓——健脾祛湿。

佐药:橘红——健脾渗湿、理气化痰。

使药:甘草、生姜、大枣——调和脾胃。

【配伍意义】本方主治症候为脾虚失运,聚湿生痰,湿痰壅遏,引动肝风,风痰上扰;或痰浊上逆,阻遏清阳所致。见眩晕、头痛为标,脾虚失运、湿痰壅遏为本。治应标本兼顾。本方主药以半夏燥湿化痰降逆;天麻平肝息风止眩,以治眩晕、头痛之标。痰由湿聚,湿因脾虚。辅药以白术健脾燥湿,茯苓健脾渗湿,以治脾虚失运之本。佐药橘红理气化痰,使气行湿化,气顺痰消。使药以甘草益气健脾,和中调药;生姜、大枣益脾胃,助白术、茯苓健脾胃,恢复运化,杜绝生痰之源。诸药合用,化痰息风,健脾祛湿,脾健湿除,风息痰消,诸症皆愈。

【注意事项】民间流传天麻治头晕、高血压是错误的,本药偏温,产后血虚头晕,天麻煮鸡汤是对的,补的同时又祛风。

三、定痫丸(《医学心悟》)

【药物组成】明天麻 10g、川贝母 9g、姜半夏 8g、茯苓 10g、茯神 9g、制南星 8g、石菖蒲 6g、全蝎 3.5g、炒僵蚕 6g、真琥珀 1.5g、陈皮 5g、远志 6g、丹参 15g、麦冬 12g、辰砂 2g、灯芯草 2g。

【用法】共研为丸每次 9g,用竹沥 1 杯、姜汁 1 杯送服,亦可水煎服。

【功用】涤痰息风,开窍安神。

【主治症候】风痰蕴热痫病。发作突然,眩仆倒地,目睛上视,口吐白沫,喉中痰鸣,叫喊声作或手足抽搐,舌苔白腻微黄,脉弦滑略数。

第十章 祛风剂

(一)定义

凡用辛散疏风或止痉熄风药物组成,具有疏散外风、平息内风作用的方剂叫祛风剂, 也可说凡由祛风药物组成能治疗风病的药都称祛风剂。外风宜散,内风宜熄。

(二)应用范围

风病的范围较广。按病因可分为"外风"和"内风"两大类。"外风"由风邪入侵人体所致,主要临床表现为头痛、恶风、肌肤瘙痒、肢体麻木、筋骨挛痛、关节屈伸不利,或口眼㖞斜,甚至角弓反张等。"内风"多由内脏病变引发,主要临床表现为眩晕、头痛、震颤、抽搐、语言謇涩;或卒然昏倒、不省人事、口眼㖞斜、半身不遂。在治疗上,"外风"宜疏散,"内风"宜平息。

1.外风证——凡外风侵袭人体留于肌表、经络、骨节者。外风实际是六淫致病最常见的因素,"风者,百病之长",当治外风。感受外风时往往夹杂寒、热、湿、燥一同侵入机体。如《素问·太阴阳明论》:"伤于风者,上先受之。"可见头痛,恶风,肢麻,屈伸不利,口眼㖞斜,角弓反张等症状。风往往夹杂他邪,故可见起风疹;和瘀血结合可见手足麻木;和痰结合可见口眼㖞斜,治则均为疏散外风。

2.内风证——指肝风,不是指外感风邪(金元以后被重视),"风胜则动",凡是动的多属风证。《素问·至真要大论》:"诸暴强直,皆属于风,诸风掉眩,皆属于肝。"(掉是摇的意思,眩指晕乱)。内风表现:眩晕,震颤,语言不利,突然昏倒,不省人事,口眼㖞斜等。

(三)用药配伍

1.疏散外风的用药配伍:疏散外风只适用于外风。风有轻重,体质有强弱,风邪上犯头目必有头晕目眩,疏风邪止头晕,用川芎茶调散;风毒侵袭与湿热相搏,出现瘙痒,抓破流水,疏风止痒配清热除湿,用消风散;风邪阻于头面,口眼㖞斜,祛风加化痰,用牵正散;皮肤损伤风邪侵入的破伤风祛风,加止痉药全虫、僵蚕、蝉衣,如玉真散;风邪和痰湿瘀血结合可以祛风除湿,活血通络,用小活络丹。总之,外风以散为原则,再根据具体情况定,中医有"治风先治血,血行风自灭"之说,故治风时必须注意行血(风寒表证不在其内),如中医的荨麻疹可以行血祛风以治之。

2.内风:温邪久留耗伤真阴,虚风内动,治以滋阴熄风,如大定风珠;肝阳偏亢、肝风内动,血气并走于上出现突然昏倒,口眼㖞斜,要加镇肝药以清肝热,如肾虚厥逆,舌强不能言,肾虚不能行要滋补肝肾,如地黄饮子,阳邪亢盛热极动风,高烧昏迷属热极动风应凉肝熄风,如羚羊钩藤汤。

㈣注意事项

1.先辨清是内风还是外风,分清寒、热、虚、实。外风不应平息,内风不宜疏散,属于内风,宜平息,忌辛散。若风病夹寒、夹热、夹湿、夹痰者,则应与祛寒、清热、化湿、化痰等法配合运用。

2.风邪不独伤人,注意灵活加减应用。

3.外风辛温燥,易伤阴助火邪,津液不足、阴虚阳亢有热者慎用。

4.外风与内风可相互影响,外风可以引动内风,内风亦可兼感外风,对于内外风兼杂的症候,应分清主次立法用药。

第一节 疏散外风剂

一、消风散(《外科正宗》)

【药物组成】荆芥 3g、防风 3g、牛蒡子 3g、蝉蜕 3g、苍术 3g、苦参 3g、煅石膏 3g、知母 3g、当归 3g、胡麻仁 3g、生地 3g、木通 2g、甘草 2g。

【用法】水煎,空腹服。

【功效】疏风除湿,清热,养血活血。

【主治症候】凡湿疹、风疹均可用。皮肤瘙痒,疹红,脉浮数有力,瘙痒抓破流水,苔白或黄,脉浮数。治疗过敏性皮炎效果好。

【方解】

主药:荆芥、防风、牛蒡子、蝉蜕——透解风邪,开发腠理,痒自风来,止痒必疏风。荆芥去血风;牛蒡子还可辛凉解表,常用于麻疹;虫衣去风,止痒,止痉挛,儿科常用。

辅药:苍术——祛湿,散风。苦参——清热祛湿,利小便。木通——渗利小便。生石膏、知母——清热泻火。

佐药:当归——和营生血。生地——清热凉血。胡麻仁——养血润燥。

使药:生甘草——调和诸药,解毒。

【配伍意义】本方治疗由风湿、风热或湿热之邪所致的风疹、湿疹。风湿、风热或湿热之邪郁于肌肤腠理,浸淫血脉,内不得疏泄,外不得透达。痒自风来,止痒必先疏风。所以治以疏风为主,辅以清热除湿。方中主药荆芥、防风、牛蒡子、蝉蜕疏风透表,以祛在表之风邪。辅药苍术、苦参、木通、石膏、知母清热除湿,以除肌腠之湿热。因风邪湿热耗血,风药辛燥伤阴,佐以当归、生地、胡麻仁养血和血,寓“治风先治血”,使“血行风自灭”。使药甘草泻火解毒,和中调药。诸药合用,上疏下利,内清外透,奏疏风养血、清热除湿之效。风邪、风热、湿热无留容之所,则风疹、湿疹皆愈。

二、川芎茶调散(《太平惠民和剂局方》)

【药物组成】川芎 120g、荆芥 120g、白芷 60g、羌活 60g、甘草 60g、细辛 30g、防风 45g、薄荷(茶)240g。

【用法】共为细末,每次 6g,日 2 次,清茶调下,亦可水煎服。

【功效】疏风止痛。

【主治症候】外感风邪头痛。风邪上犯头痛为主证,都可用本方。风邪上犯,属外风兼寒邪为主的偏正头痛、巅顶痛用本方才最恰当。症见:偏正头痛,巅顶痛,恶寒发热,目眩鼻塞,舌苔薄白,脉浮者。如偏于热不可用本方,一定注意偏于风寒的可用。

【方解】

主药:川芎——祛风止痛。适于少阳头痛,厥阴头痛,头顶及两侧痛者。

辅药:薄荷、荆芥——疏散止痛,清利头目。宣散上部风邪,加强主药疏风止痛作用。

佐药:白芷、羌活、细辛、防风——疏风止痛。主治阳明经、太阳经、少阴经头痛。

使药:炙甘草——调和诸药。

【配伍意义】本方治外感风邪所致头痛。风邪上扰,阻遏清阳,故头痛。外风宜散,"巅顶之上唯风药可到",所以本方主要由辛散疏风之品组成。川芎、白芷、羌活疏风止痛,其中川芎善治两侧头痛(少阳经),有"头痛必须用川芎,不需各家引经药"之说,羌活善治后头痛牵连项部(太阳经),白芷善治前额及眉棱骨部头痛(阳明经),合治三阳经外感头痛。细辛、荆芥、防风宣邪达窍,散寒止痛;薄荷疏风散热,清利头目,助川芎、羌活、白芷疏风止痛。甘草调和诸药。可用苦寒清降的清茶调下,既可清头目,又制约风药之温燥,使升中有降,防止温燥升散太过伤正。

【注意事项】茶叶(绿茶)苦寒,上行头目又能引药下行,兼制风药温燥太过、降(其他药均升)。日本大量收购我国绿茶,据说绿茶是很好的抗癌药,还可预防传染病。春季阳气抬头,以雨(谷雨)前采收的绿茶效最好。

三、牵正散(《杨氏家藏方》)

【药物组成】白附子、僵蚕、全蝎各等分。

【用法】共为细末,每次 3g,日 2 次,热酒送下,亦可水煎服。

【功效】祛风化痰,通络止痉。

【主治症候】风痰阻于头面部经络。面部肌肉抽动,面瘫,口眼喎斜等,舌淡红,苔白均可用。

【方解】

主药:白附子——辛甘温,入阳明经为主,也入太阳经,主要去头面风,燥湿化痰,也有止痉挛作用,作为主药依据是病因病位决定的。

辅药:僵蚕、全蝎——僵蚕治风化痰,散结引经;全蝎——辛甘熄风止痉,加强白附子祛风止痛作用。

佐使:酒——通经络,引经。故不是祛风痰,是通经络止痉挛。

四、玉真散(《外科正宗》)

【药物组成】天南星、防风、白芷、天麻、羌活、白附子各等分。

【用法】共为细末,每次 9g,日 3 次,热通便送服,亦可水煎服。

【功效】祛风化痰,定搐止痉。

【主治症候】破伤风。风毒之邪侵入破伤之处,见牙关紧闭,口撮唇紧,身体强直,角弓反张,目斜,甚至咬牙缩舌,脉弦紧。

【方解】

主药:白附子、天南星——祛风化痰,定搐止痉。

辅药:防风、白芷、羌活——宣散风邪。防风、羌活散太阳经风邪,白芷散阳明经风邪。

佐药:天麻——熄风解痉。本品可用龙葵代替,解痉清热作用较好,还可治小儿百日咳,也可用虫衣代替。

五、小活络丹(原名活络丹)(《太平惠民和剂局方》)

【药物组成】川乌 180g、草乌 180g、天南星 180g、地龙 180g、乳香 66g、没药 66g。

【用法】为丸,每次 6g,日 2 次,陈酒送下。

【功效】温经活络,搜风除湿,祛痰逐瘀(搜风逐寒,化瘀通络)。

【主治症候】风、瘀血、湿痰或风寒湿邪留阻经络证。症见:肢体筋脉疼痛麻木,或拘挛,或关节伸屈不利,或疼痛游走不定,中风手足不仁,腰腿沉重,腿臂间有一两点作痛(刺痛多,固定不移),日久不愈,或风寒湿流窜经络,具备风寒或瘀血等致病特点就可应用。

【方解】

主药:川乌、草乌——温经活络,散经络之寒湿。

辅药:天南星——祛风,祛经络之痰。

佐药:乳香、没药——行气活血,把瘀血驱除,止痛。

使药:地龙、酒——地龙通经活络,酒取其温通作用。

【注意事项】身体壮实就可用,阴虚有热,孕妇不可用。风湿久了,没痊愈见瘀血阻滞经络,类风湿用本方加补肾活血化瘀药,特别是虫类药有效。

六、大秦艽汤(《素问病机气宜保命集》)

【药物组成】秦艽 9g、甘草 6g、川芎 9g、当归 9g、白芍药 6g、细辛 3g、川羌活 9g、防风 6g、黄芩 9g、石膏 9g、白芷 6g、白术 9g、生地黄 9g、熟地黄 9g、白茯苓 6g、川独活 9g。

【用法】水煎服。

【功效】疏风清热,养血活血。

【主治症候】风邪初中经络。口眼㖞斜,舌强不能言语,手足不能运动,苔白或黄,脉浮或弦细。

第二节 平息内风剂

一、镇肝熄风汤(《医学衷中参西录》)

【药物组成】怀牛膝 30g、生赭石 30g、生龙骨 15g、生牡蛎 15g、生龟板 15g、生杭芍 15g、玄参 15g、天冬 15g、川楝子 6g、生麦芽 6g、茵陈 6g、甘草 4g。

【用法】水煎服。

【功效】镇肝熄风,滋阴潜阳。镇为本方之要点,凡因肝肾阴虚,肝阳上亢,肝风内动,气血逆乱都可用本方,尤其注意阳亢。

【主治症候】类中风。头晕眩晕,目涨耳鸣,脑中热痛,心中烦热,面色如醉,时常嗳气,肢体渐觉不利,口眼渐形㖞斜(都是中风先兆症状);甚至眩晕颠仆,昏不知人,移时始醒;或醒后不能复原,脉弦长有力。

【方解】

主药:怀牛膝——引血下行为突出点,折其阳亢,滋养肝肾。

辅药:代赭石——降气镇逆,同时平肝潜阳。龙骨、牡蛎——降气镇逆。龟板——滋养肝肾,镇肝熄风。

佐药:白芍、玄参、天冬、茵陈、川楝子——滋阴清热,清泄肝气,使肝气不致上亢。应取青蒿上述而配降药,使阳下亢,故应是青蒿,茵陈清湿热退黄,青蒿入肝、胆、肾经,退虚热,升清阳向外透,凉血,截疟,故用青蒿合适,以疏发少阳之气,量不宜大。

使药:甘草、生麦芽——和胃调中。麦芽助消化,养胃,健胃,助肝气不犯胃,更重要的是"微者逆之"。

【配伍意义】本方治疗类中风,由肝肾阴亏、肝阳上亢、气血逆乱所致。阴虚阳亢,化风上扰,血随气逆,标实而本虚。主药怀牛膝,重用治标,"走而能补,性善下行",有镇潜平降,引血下行功效。辅药生龟板、代赭石、生龙骨、生牡蛎镇潜肝阳,降胃逆,平冲逆,合用能平肝阳暴亢、气血上逆。治本虚以滋肝肾涵阳。佐药以玄参、天门冬、生白芍壮水滋肝,育阴涵阳治肝肾阴虚之本。肝主升,主疏泄,喜条达,恶抑郁。重剂镇潜平降易碍肝之条达疏泄,甚至反使病情加剧,所以佐茵陈、川楝子,既清泄肝阳之有余,又顺肝木之性,使镇潜平降而无伤肝之弊。甘草、生麦芽和胃护中为使,预防重镇潜降碍运,兼调诸药。全方并用重镇潜阳与滋阴涵阳,共用镇肝平肝与柔肝疏肝,标本兼顾,以治标为主,共奏镇肝息风之效。

【用法】

1.用生赭石要注意,其成分含铅、汞,可用生石决明代替或珍珠母、磁石代替。

2.使用怀牛膝量相对较大(30g),用龙齿比生龙骨效果好。《医学衷中参西录》中用茵陈,而加减是青蒿,到底是青蒿还是茵陈现在暂没搞清。

3.放生麦芽和川楝子是张锡纯的奥妙之处。

4.都用生药是本方的特点。

二、天麻钩藤饮(《杂病症治新义》)

【药物组成】天麻 9g、钩藤 12g、石决明 18g、山栀 9g、黄芩 9g、川牛膝 12g、杜仲 9g、益母草 9g、桑寄生 9g、夜交藤 9g、朱茯神 9g。

【用法】水煎服。

【功效】平肝息风,清热活血安神,补益肝肾。

【主治症候】肝阳上亢,肝风上扰证。见头痛,眩晕,失眠,舌红脉弦(或数)。

【配伍意义】本方主证为肝阳偏亢。肝阳化风,风阳上扰,头胀痛或眩晕。阳亢则热,肝热内扰,见夜寐多梦,甚至失眠。治以平肝息风,清热安神。方中天麻、钩藤、石决明平肝息风降逆;山栀、黄芩清降肝经亢奋之热,能助平肝;益母草、川牛膝活血利水,引血下行,能缓头痛眩晕;桑寄生、杜仲补益肝肾,与天麻、钩藤能标本兼顾,平肝逆;夜交藤、朱茯神安神镇静能解失眠。全方以平肝息风、潜阳降逆为主,配清热活血、补益肝肾、宁心安神药,为治肝厥头痛、眩晕、失眠的良剂。

【注意事项】本方天麻量不宜过大,非镇肝熄风重剂,安神,熄风,滋阴,安神效较好。

三、大定风珠(《温病条辨》)

【药物组成】生白芍 18g、阿胶 9g、生龟板 12g、干地黄 18g、麻仁 6g、五味子 6g、生牡蛎 12g、麦冬 18g、炙甘草 12g、生鸡子黄 2 枚、鳖甲 12g。

【用法】水煎去渣,再入鸡子黄搅匀,温服。

【功效】滋阴熄风。

【主治症候】真阴受灼,虚风内动病症。神倦瘈疭,脉气虚弱,舌绛苔少,脉时时欲脱。

【方解】

主药:鸡子黄——镇定中焦,还可上通心气,下达肾气,交通心肾。阿胶——滋阴补血(止血),这里用其补血作用。

辅药:白芍——酸甘化阴,滋阴柔肝。地黄——养阴。麦冬——养阴润肺。

佐药:麻仁——滋阴补虚。龟板、鳖甲、牡蛎——育阴潜阳。五味子——敛阴。甘草和五味子酸甘化阴。

使药:甘草——调和诸药。

【配伍意义】本方是因温病热邪久羁、灼伤真阴,或因误汗、妄攻,重伤阴液所致症候。温热邪气去之八九,真阴存之一二,水不涵木,筋脉失柔,虚风内作。治以滋阴息风。方中主药生鸡子黄、阿胶滋阴养液,填补真阴。辅药干地黄、麦门冬、生白芍滋水涵木,养血柔肝。佐以生龟板、生鳖甲、生牡蛎滋阴平肝潜阳;麻仁滋养肝肾,润燥补虚;五味子敛阴滋肾。使药炙甘草缓急和药,与生白芍、五味子相配,酸甘化阴、柔筋舒挛。诸药共用,填补欲竭真阴,潜纳偏亢肝阳,平息内动虚风,共奏滋阴养液、柔肝息风之效。

【注意事项】本方由一派滋补之品组成的滋阴息风方剂,以温(热)邪基本已去,阴虚风动,虚多邪少者为宜。若阴液虽虚,邪热犹盛者,不能用本方。大便溏薄忌用,便秘宜用。与镇肝熄风汤的区别是:大定风珠以滋为主,镇肝熄风汤以镇为主。

四、地黄饮子(《圣济总录》)

【药物组成】熟地黄、巴戟天、山茱萸、石斛、肉苁蓉、附子、五味子、官桂、白茯苓、麦门冬、石菖蒲、远志各等分。

【用法】加生姜、大枣、薄荷,水煎服。

【功效】滋肾阴,补肾阳,化痰开窍。

【主治症候】凡因为下元虚衰,痰浊上逆,虚火上炎,症见喑痱证皆可用(不能说话,不能走路)。舌强不能言,足废不能用,口干不欲饮,苔浮腻,脉沉迟细弱,大腿以下凉,出现上证的原因主要是肾阳偏虚,干地黄可改用熟地。

【方解】

主药:地黄、山萸肉——补肾阴(阴中救阳,善补阳者当于阴中求阳)。

辅药:巴戟天、肉苁蓉、肉桂、附子——补肾阳,肉桂还能引火归元。

佐药:石斛、麦冬——滋阴清虚火,还可制约肉桂、附子、巴戟天刚燥之性。菖蒲、远志、茯苓——开窍化痰。五味子——少用,收敛扶阳。薄荷——利咽喉。姜、枣——和中气。

本方不宜长期用,如肝阳上亢突然失音不能用,脊髓痨、脊髓炎、中风后遗症都可用此方。

【应用比较】

镇肝熄风汤:长于镇肝熄风,突出镇,镇作用强,主治症候肝肾阴虚,肝阳上亢证。

大定风珠:滋阴熄风,真阴不足,功效突出滋阴,主治症候阴虚风动证。

地黄饮子:滋肾阴,壮肾阳,偏于温补。主治症候下元虚衰的舌强不能言,足废不能用证。

五、羚角钩藤汤(《通俗伤寒论》)

【药物组成】羚羊角 1~5g、霜桑叶 6g、京川贝 9g、鲜生地 15g、双钩藤 9g、滁菊花 9g、茯神木 10g、生白芍 12g、生甘草 3g、淡竹茹 10g。

【用法】水煎服。

【功效】凉肝息风,增液舒筋。

【主治症候】肝经热盛,热极风动证。高热不退,烦闷躁扰,手足抽搐,甚则神昏痉厥,舌质绛而干或舌焦起刺,脉弦而数。

【配伍意义】本方所治症候为邪热传厥阴,肝经热盛,热极动风。方中主药羚羊角、钩藤凉肝息风,清热解痉。辅药霜桑叶、滁菊花散肝热,平肝阳,以助清热凉肝息风。佐药白芍、生地滋阴增液,养肝柔筋,与羚羊角、钩藤等共用,能标本兼顾;佐京川贝、淡竹茹清热化痰通络,茯神木平肝定掣宁心神。生甘草合白芍柔筋缓急舒挛,兼调诸药。诸药合用能清热凉肝,增液舒(柔)筋,息风止痉。

第十一章 固涩剂

㈠定义

凡是以固涩药为主药物组成,有敛汗固脱,涩精止遗,涩肠止泻,固崩止带作用,用以治疗气血精液耗散、滑脱等证的方剂称固涩剂。固涩剂是为正气内虚,滑泄不禁而设的一种治法,是治标之法,而补益剂是专门治本的,注意两者的区别。

㈡分类和适应证

适用于气、血、精、津滑脱散失之证。自汗,盗汗,遗精,滑泄,遗尿,小便不禁,大便泄利不止,崩漏带下。故有:固表止汗法,敛肺止咳法,涩精止遗法,涩肠止泻法,固崩止带法。

1.固表止汗剂——固表止汗适于气虚卫外不固的自汗和阴虚不能内守的盗汗证。是由固表止汗药药物组成,如黄芪、牡蛎、浮小麦、麻黄根可配伍益气药白术。滋阴药生地、黄柏,如:有玉屏风散治自汗,当归六黄汤治盗汗。

2.敛肺止咳剂——敛肺止咳适于肺虚咳嗽,久咳不已,咳甚则气喘自汗,脉虚数。

3.涩精止遗剂——涩精,适于肾虚不固的遗精滑泄和肾气不摄的膀胱失约证,代表方:金锁固精丸;治遗尿的桑螵蛸散。

4.涩肠止泻剂——适于脾胃虚寒,肠道不固等证,常配补气药,用诃子、禹余粮、赤石脂等,代表方:四神丸,真人养脏汤,桃花汤。

5.固崩止带剂——适于妇女崩漏不止及带下淋漓,常加补气健脾燥湿药配伍药物组成,如固冲汤、完带汤。

㈢注意事项

1.主要治由于脾虚而引起的病症,故应以虚为本,表现症状以滑脱不禁为标,根据治病必求于本的原则应配伍补益药,标本同治。

2.固涩法不能过早使用,表邪不解、里热未清不能过早使用,对因实邪引起的气血津液耗散的不能用固涩剂,以免闭门留寇,故应在无实邪情况下应用。

3.正虚滑脱散失重者,当"急则治其标",先固涩,然后再以补虚治本。元气大亏,亡阳欲脱证,需急以大剂补气回阳固脱。

4.固涩剂治疗纯虚无邪者,属热病多汗、痰饮咳嗽、火动遗精、伤食泻痢及血热崩漏等不能用本类方剂。

第一节 固表止汗剂

一、玉屏风散(《医方类聚》)

【药物组成】黄芪 180g、白术 60g、防风 60g。

【用法】研末,每日 2 次,每次 6~9g,水煎服。

【功效】益气固表止汗。

【主治症候】表虚卫外不固证(也可说气虚卫外不固)。以自汗恶风为主,面色㿠白,舌质淡,苔白而脉虚软。

机理:气虚卫外不固,卫气输布依赖肺气的宣发,肺气虚不能宣发卫气于体表,卫外不固,腠理疏松故自汗恶风,和肺脾气不足密切相关。卫气根源于下焦,滋养于中焦,开发于上焦,脾气不足卫气也不足,故其机理为气虚卫外不固。

【方解】

主药:黄芪——入脾、肺经,大补脾肺之气。补肺气实卫固皮毛,补脾气使卫气有生化之源,一是脾主肌肉,补脾有助于卫气温分肉作用,肥腠理,司汗孔开合。二是脾气足卫气来源则充足,故重用黄芪"益气固表",现在研究黄芪能使分泌孔窍闭塞。

辅药:白术——补脾益气,协助黄芪益气固表之能力。

佐药:防风——走表而去风邪,遍行周身为祛风仙药,表虚腠理疏松可用。有风用防风可以祛风，防风和黄芪配伍反有止汗作用。李东垣说黄芪得防风益气更大,防风辛散力强,防风可以遍行周身,鼓舞卫气固表之功能,与黄芪配祛风不伤正,黄芪得防风扶正不留邪。

【注意事项】三药组合补中有散,散中有补,注意黄芪量是其他两药的 3 倍以上。

【应用比较】

玉屏风散和桂枝汤的区别：

相同点:临床都有汗出恶风症状。

不同点:

桂枝汤。外感风邪营卫不和造成的,属解表剂,治实证(表虚有汗是和麻黄汤相比较而言的)。治法为发汗解肌,发汗而止汗,桂枝为主药。

玉屏风散。气虚而致汗出,黄芪是主药,益气固表止汗。

玉屏风散无浮小麦、麻黄根等收敛止汗药,但根据病机用这三味药可以达到止汗的效果,汗出过多易惊,心悸出汗过多可以用收敛止汗剂。

二、牡蛎散(《太平惠民和剂局方》)

【药物组成】黄芪 30g、麻黄根 30g、煅牡蛎 30g。

【用法】研末,每日 2 次,每次 9g,亦可加入小麦 30g,水煎服。

【功用】敛阴止汗,益气固表。

【主治症候】体虚自汗、盗汗证。身常汗出,夜卧尤甚,心悸惊惕,短气烦倦,舌淡红,脉细弱。

【配伍意义】本方治疗体虚卫外不固,阴伤心阳不潜所致的汗证。主药煅牡蛎敛阴潜阳,收涩止汗。辅药生黄芪益气实卫,固表止汗。合用益气固表,潜阳敛汗。佐使药麻黄根专功收涩止汗;小麦甘凉,益气阴而清心热。四药组合,补敛并用,益气阴,固肌表,潜心阳,敛心液,能复气阴,固卫外,潜心阳,止自汗,疗气短烦倦、心悸惊惕。

【应用比较】

牡蛎散与玉屏风散的共同点：均治卫气虚弱、腠理不固之自汗证。

牡蛎散：补敛并用，兼潜心阳，止汗之力较强，适用于诸虚不足、身常汗出、夜卧尤甚、久出不止及心悸惊惕、气短烦倦。

玉屏风散：以补为固，补而兼疏。适用于卫虚不固、常自汗、易感风邪者。

第二节 敛肺止咳剂

九仙散(王子昭方录自《卫生宝鉴》)

【药物组成】人参 10g、款冬花 10g、桑白皮 10g、桔梗 10g、五味子 10g、阿胶 10g、乌梅 10g、贝母 5g、蜜炒罂粟壳 24g。

【用法】研末，每日 2 次，每次 9g，亦可水煎服。

【功效】敛肺止咳，益气养阴。

【主治症候】久咳肺虚证。咳嗽不已，咳甚则气喘自汗，痰少而黏，脉虚数。

第三节 涩精止遗剂

一、金锁固精丸(《医方集解》)

【药物组成】炒沙苑蒺藜 30g、芡实 30g、莲须 30g、龙骨 30g、牡蛎 30g。

【用法】研末，每次 9g，每日 2 次，白开水送下，亦可水煎服。

【功效】补肾涩精。

【主治症候】肾虚不固证，日久不愈遗精滑泄证。见遗精滑泄，神疲乏力，腰酸，耳鸣，头晕，腰膝酸软，舌淡，苔白，脉细弱。本方治无梦而遗效果最佳。

机理:肾虚精关不固,肾精亏,阴亏不上济于心可见盗汗,虚烦;腰为肾之府,开窍于耳,故见腰膝酸软,头晕耳鸣。治法:固摄,涩精。

【方解】

主药:沙苑蒺藜——补肾益精止遗(切勿用白蒺藜)。

辅药:芡实——补肾涩精。莲子肉——入心肾,止泻固精,交通心肾,利于精亏不能上济于心阳,盗汗虚烦证。

佐药:煅龙骨、牡蛎、莲须——涩精止遗收敛。加丹皮、黄柏、知母可用于肾阴虚火旺证。

二、桑螵蛸散(《本草衍义》)

【药物组成】桑螵蛸 50g、远志 50g、菖蒲 50g、龙骨 50g、人参 50g、茯苓 50g、当归 50g、炙龟板 50g。

【用法】研末,莲子粉糊为丸,每日 2 次,每次 9g,空腹盐汤水送下,亦可水煎服。

【功效】调补心肾,涩精止遗。

【主治症候】心肾两虚证。见小便频数;或遗尿、遗精滑泄,心神恍惚,健忘,舌淡苔白,脉细弱。

【配伍意义】本方为治疗心肾两虚,水火不济,健忘尿频证。治以调补心肾,涩精止遗。方中主药桑螵蛸补肾固精,缩尿止遗。辅药龙骨涩精安神,龟甲滋阴益精。佐药人参、茯苓、当归益心气,养心血而宁心安神,菖蒲、远志开心窍,交心肾,济水火而安神定志。诸药相合,补肾固睛,缩尿止遗;补心益气,养血安神。合用调心肾,济上下,涩精缩尿止遗,宁心安神定志。

第四节 涩肠固脱剂

一、四神丸(《证治准绳》)

【药物组成】肉豆蔻 60g、补骨脂 120g、五味子 60g、吴茱萸 30g、生姜 240g、大枣 100 枚。

【用法】共研细末。先用姜 240g、枣 100 枚煮，待枣熟时和末为丸，每日服 2 次，每次 9g，亦可水煎服。

【功效】温肾养脾，固肠止泻。

【主治症候】脾肾虚寒的肾泄证。五更泄也叫肾泄，以黎明前腹痛即泄，泄后痛减或久泻不愈，纳呆腹痛，腰酸四肢凉，神疲乏力，舌质淡，苔白，脉沉迟无力。

机理：肾阳不足不能温煦脾阳，脾阳不足则不能腐熟水谷。肾开窍于前后二阴，具有司开合作用，肾阳虚不能闭藏而产生泄泻，五更时候"夫鸡鸣到平旦，天之阴，但阴中之阳"，阳气初升之时，人和天时相应，阳气初生之时也正是人体肝气萌动之时，故肝气就趁脾阳虚时侵袭脾土，故为脾肾阳虚而造成。

【方解】

主药：补骨脂——辛，大温，善补肾阳，温煦脾土。用其暖肾温脾，釜底加薪作用，温肾而使脾阳充足。

辅药：肉豆蔻——辛温，入脾胃、大肠经，温中固肠，既暖脾又止泻。

佐药：吴茱萸——入脾经、肝经。入脾温中祛寒，恢复脾阳，入肝调达肝气，使肝不致克脾土。五味子——以酸咸为多，取咸入肾，更收敛肾中耗伤之火，酸能涩肠止泻，故用其收敛固涩。

使药：生姜——温肾散寒，大枣——补养脾胃。合用有辛甘发散胃阳，鼓舞脾胃运化之功效。

【配伍意义】本方治疗由命门火衰，火不暖土，脾肾虚寒，肠道失固所致的五更泄泻或久泻不愈。治以温补脾肾，涩肠止泻。方中主药重用壮火益土要药补骨脂，补命门火以温养脾土。辅药肉豆蔻温脾涩肠止泻，吴茱萸暖脾胃而散阴寒，二药与补骨脂伍用，加强温肾暖脾功效。使药五味子酸温而涩，固肾涩肠，与肉豆蔻合用涩肠止泻之力大增。使药姜、枣，取枣肉为丸，意在温养脾胃，鼓舞运化。诸药相合，健脾肾，复阳气而固肠道，泄泻自愈。

【注意事项】服法:睡前白开水或淡盐水服下,肉豆蔻应火煨除油,处方时注意,如脱肛加补中益气药。徐灵胎《兰台规范》说:"治小儿腹泻子母并服。"

二、真人养脏汤(《太平惠民和剂局方》)

【药物组成】人参 18g、当归 18g、白术 18g、肉豆蔻 15g、肉桂 18g、炙甘草 24g、白芍 48g、木香 42g、诃子 36g、罂粟壳 108g。

【用法】共研细末,每日服 2 次,每次 6g,亦可水煎服。

【功效】涩肠固脱,温补脾肾。

【主治症候】久泻久痢,脾肾虚寒证。见泻利无度,滑脱不禁。甚者脱肛或下痢赤白,大便脓血。里急后重,日夜不休,脐腹疼痛,喜温喜按,倦怠食少,舌淡苔白,脉迟细。

【配伍意义】本方治疗脾肾虚寒,泻痢日久症候。脾肾虚寒,久泻久痢,关门失主,肠道失固,本虚标急。重用罂粟壳、诃子、肉豆蔻涩肠止泻,治疗泻痢滑脱之标;肉桂、人参、白术温补脾肾,治脾肾虚寒之本。久痢伤阴血,甘涩壅滞气机,佐当归、白芍养血和营,木香调畅气机,合用调气和血,除大便脓血,解里急后重。炙甘草益气和中,缓急调药,与参、术合用益气补脾恢复运化,合芍药缓急和里止腹痛。全方标本两顾,脾肾并治,涩肠固脱,兼和气血,为治疗脾肾虚寒久泻久痢良方。

第五节 固崩止带剂

一、完带汤(《傅青主女科》)

【药物组成】炒白术 30g、炒山药 30g、人参 6g、酒炒白芍 15g、酒炒车前子 9g、制苍术 9g、甘草 3g、陈皮 2g、黑芥穗 2g、柴胡 2g。

【用法】水煎服。

【功效】健脾燥湿,解郁止带。

【主治症候】带下证。带下色白,量多,绵绵不断,伴面色萎黄。

机理:带脉不固,湿浊下注,与脾、肝有关。肝主疏泄,肝气不舒影响脾健运,但以脾为主,脾虚不运,湿浊不化则下注,即:"诸带不离乎湿",脾虚肝郁,湿热下注为其病机。

【方解】

主药:白术、山药——补气健脾祛湿。

辅药:苍术——燥湿运脾。人参——补气。白芍——入肝经,疏肝解郁。车前子——甘寒滑利,酒炒目的去寒性,取淡渗利湿作用,把水湿排出在外。

佐药:陈皮——理气,与四味补药用有补而不滞之功效。和苍术配加强燥湿健脾作用。柴胡——调达肝气,升发阳气,使湿土不致下陷。黑荆芥穗(炒黑)——入肝经,止带。

使药:甘草——在主药中也可做使药,调和诸药。

【注意事项】带下有赤、白、青、黄之分,完带汤是治疗白带的。

二、固冲汤(《医学衷中参西录》)

【药物组成】炒白术 30g、生黄芪 18g、煅龙骨 24g、煅牡蛎 24g、山萸肉 24g、生杭芍 12g、海螵蛸 12g、茜草 9g、棕榈炭 6g、五倍子 1.5g。

【用法】水煎服。

【功效】补气健脾,固冲摄血。

【主治症候】脾肾亏虚,冲脉不固血崩证。血崩或月经过多,色淡质稀,心悸气短,神疲乏力,腰膝酸软,舌质淡,脉细弱。

三、易黄汤(《傅青主女科》)

【药物组成】山药 30g、芡实 30g、黄柏 6g、车前子 3g、白果 10 枚。

【用法】水煎服。

【功效】固肾止带,清热祛湿。

【主治症候】肾虚湿热带下证。带下黏稠量多,浓茶汁色,其气腥秽,舌质红,苔黄腻。

第十二章 安神剂

(一)定义

凡用重镇安神和滋养安神药物为主药物组成的，具有安神作用，以治神志不安疾患的方剂统称为安神剂。

(二)分类和适应证

适用于各种神志不安的心悸、怔忡、失眠、健忘、烦躁、惊狂，以及癫痫病症。如睡眠方面，心悸怔忡、善惊易怒、神志异常、狂言妄语。产生精神异常与心肝肾有关，心藏神，君主之官，肝与心为母子关系，肝血不足致心血不足、心阳浮越而不安。肝藏魂，肾藏精血，为水脏，心藏神为火脏，肾水必须上济心阳才使心阳不亢，除上三脏外，还有其他一些原因，如《素问》有："胃不和则卧不安"之说。此外，脾为气血生化之源，脾虚化源不足致心血虚，血不养心而心神不宁。

根据病因不同产生症状不同，又有虚实之分，分类如下：

1.重镇安神：适用于惊狂癫痫，躁扰不宁，多表现实证，用矿石类，代表方：磁朱丸。

2.滋养安神：适用于惊悸健忘，虚烦不眠，多表现虚证，多和滋阴药配伍，代表方：天王补心丹，酸枣仁汤。

(三)注意事项

1.神志不宁的临床病症一般按虚实论治，分别用重镇安神和滋养安神剂。但两类症候往往虚实夹杂，病因病机常互为因果，症状夹杂出现，因此遣药组方须标本兼顾，重镇与滋养两类药有机配合运用。

2.药物组成：重镇剂多是金石介壳类，质重伤胃气，慎用于脾胃虚弱者,不能久服。安神药质地硬,煎法注意打碎先煎。

3.朱砂等安神药有一定的毒性,不可过量或长期服用。炮制、用法亦应得当。

4.药物治疗和耐心细致的思想工作都很重要。

第一节 重镇安神剂

一、朱砂安神丸(《内外伤辨惑论》)

【药物组成】朱砂 15g、黄连 18g、炙甘草 16g、生地黄 8g、当归 8g。

【用法】上药为丸,每次 6~9g,亦可水煎服。

【功效】镇心安神,清热养血。

【主治症候】心火亢盛,阴血不足证。见心神烦乱,以怔忡惊悸为主,并可见夜寐不安,失眠多梦,胸中烦热懊恼,舌质红,脉细数。故主要用于心火亢盛,心血不足造成的病症。

病机:心血不足心无所主而惊悸,怔忡,心烦,失眠。舌质红,脉细数,乃阴虚有热的表现,病因是心火亢盛阴血不足。

【方解】

主药:朱砂——甘寒入心经,寒清热,重镇逆,为"安神第一品"。

辅药:黄连——重用,清心火,苦寒入心经。

佐药:当归——甘润养血,补充耗散之阴血;生地——甘寒入心经,亦入肾,能滋阴清热。使心火不亢,助黄连清热又养血。

使药:炙甘草——味甘,补中护胃,防止朱砂质重伤胃,佐黄连防止其苦寒伤胃,调和诸药。

以上五药组合使阴阳无偏盛之象,具有镇心安神,清热养血之功效。

【配伍意义】本方治疗心火偏亢,阴血不足所致之证。治以镇心安神,清热养血。方中朱砂、黄连重镇安神,泻火除烦。配当归、生地黄补血养阴,补其耗伤之阴血。炙甘草调药护中,兼益心气。合用能泻偏亢心火,镇不安之心神,补耗伤之心血,标本两顾。使心火下降,阴血上承,心得血养神自安,诸症皆消。

【注意事项】朱砂有毒(含硫化汞)不能水煎,只能冲服,用时要注明冲服。

二、磁朱丸(《备急千金药方》)

【药物组成】磁石 60g、朱砂 30g、神曲 120g。

【用法】过去炼蜜为丸,现在用神曲糊为丸,也叫神曲丸,每服 6g。张锡纯以本方加药治癫痫。

【功效】重镇安神,潜阴明目。

【主治症候】最早是孙思邈用于治眼病,后世医家有了发展,陈修园论治癫痫、狂证,现在除用治癫痫证外,还经常用治神经衰弱、心烦、耳目昏花等。

病因:肾阴不足不能上济心阳,心阳偏亢,火扰神明。肾和肝的关系:肾水不足,水不涵木而致癫痫。故治:肾阴不足,心阳偏亢的心肾不交证。

【方解】

主药:磁石——质重(重镇)色黑(入肾),"性能引铁",吸肺中之气,归藏肾水,能治炎上之火以定志,故有益阴潜阳,镇摄安神作用。

辅药:朱砂——性寒质重,色赤入心,重镇安神,清热。磁石、朱砂两药为砂石类,体重而主降,故有镇心安神作用。

佐药:神曲——作用不能低估,有消食和胃、健脾助消化功能,防止磁石、朱砂质重伤胃,有人认为神曲能调和水火之间作用,用量较大 120g。

第二节 滋养安神剂

一、酸枣仁汤(《金匮要略》)

【药物组成】酸枣仁 18g、茯苓 6g、知母 6g、川芎 3g、甘草 3g。

【用法】水煎服。

【功效】养血安神,清热除烦。

【主治症候】肝血不足,虚热内扰的虚劳,虚烦不得眠证。见虚烦失眠,心悸盗汗,头目眩晕,咽干口燥,脉弦细数。本方来源于《金匮要略》,虚者指肝血不足,营血虚损而言。肝心是母子之脏,肝血不足母令子虚则心血虚,心无所主而见心悸;心虚火上炎而口燥咽干,故主要治疗虚证肝血不足,血不养心,阴虚内热造成的病症。

病机:肝血不足,血不养心,阴虚内热而导致。

【方解】

主药:酸枣仁——入心经、肝经,养心血,补肝血。酸枣仁味酸,收敛耗散的神魂,故能养肝血,安神魂,为治虚烦不眠要药。

辅药:茯苓——健脾养心,用其补脾宁心,协助酸枣仁安神。知母——滋阴降火,清热除烦,有助于安神。性寒,川芎温,用知母以缓和川芎的温伤阴血之性。

佐药:川芎——味辛性温,入肝经,上走散,可调达肝气,协助酸枣仁调血养肝。根据"肝欲酸"的理论,补肝血来补肝体,用酸枣仁,而又有"肝欲辛而散之",两药配伍正好符合"肝体阴而用阳"的理论。意思是肝体属阴,其作用属阳,两药辛散,酸收,具有养血调肝安神作用。

使药:甘草——调和药性。

【配伍意义】本方所治由肝血不足,血不养心,虚热内扰及血虚肝旺,虚阳上扰导致的虚烦不眠、心悸盗汗、头目眩晕的病症。治以养血安神,清热除烦。主药酸枣仁养血补肝,宁心安神。辅药茯苓益脾宁心安神,知母清热除烦润燥。佐药川芎调肝血而疏肝气。使药甘草和中缓急调和诸药。本方以酸收为主,辛散为辅,兼以甘缓,既养肝血、安心神,又清内热、除虚烦,具养血安神,清热除烦功效。使心肝血充神宁魂藏,阴升热清虚火(虚阳)不扰,虚烦不眠、心悸盗汗、头目眩晕诸症皆除。

【用法】水煎服。《金匮要略》说酸枣仁打碎先煎,胆虚不眠也可用本方,突出症状是易惊醒,心悸多梦。酸枣仁有生用和炒用之分,炒用疗胆虚不得眠,生用疗胆热好眠,李时珍言:无论生用炒用都治失眠。

二、天王补心丹(《校注妇人良方》)

【药物组成】酸枣仁 30g、柏子仁 30g、当归身 30g、天门冬 30g、麦门冬 30g、生地黄 120g、人参 15g、丹参 15g、玄参 15g、白茯苓 15g、五味子 30g、远志 15g、桔梗 15g、朱砂 15g。

【用法】共研细末,炼蜜为小丸,朱砂为衣,每日服 2 次,每次 9g,亦可水煎服。

【功效】滋阴清热,养血安神。

【主治症候】阴亏血少,心肾不足,神志不安证。心悸,睡眠不安,神疲,梦遗健忘,不耐思虑,大便干燥,口舌生疮,舌红少苔,脉细而数。

【方解】

主药:生地——入心肾滋阴补肾,养心清热。

辅佐药:元参、天门冬、麦门冬——养阴,加强生地滋阴清热作用。当归——补血。人参、茯苓——补心气安神。远志、五味子、酸枣仁、柏子仁——益智安神,收敛心气。丹参、朱砂——活血,安神。

使药:桔梗——引经。朱砂为衣,镇心安神。

【配伍意义】本方治疗心肾不足,阴亏血少,虚火内扰所致之证。治以滋阴清热,养血安神。方中重用主药生地黄滋阴养血,壮水制虚火。辅佐药天门冬、麦门冬滋阴清热,当归补血养心,人参、茯苓益气宁心,酸枣仁、柏子仁养心安神,玄参、丹参凉血宁神,五味子敛气阴、生津液宁心,远志交心肾、济水火安神,朱砂镇心安神,桔梗载药上行。诸药合用,滋阴、养血、益气、安神,培本疗阴血不足,治标驱虚烦少寐,标本兼顾,补中有清,共成滋阴清热,养血安神。

【应用比较】

天王补心丹:治心肾两虚,偏阴虚有内热,滋阴清热,兼以益气。

归脾汤:治心脾两虚,健脾益气为主,兼以养血。

三、甘麦大枣汤(《金匮要略》)

【药物组成】甘草 9g、小麦 18g、大枣 5 枚。

【用法】水煎服。

【功效】养心安神,和中缓急。

【主治症候】脏躁证。精神恍惚,悲伤欲哭,不能自主,睡眠不安,言行失常,哈欠频作,舌红苔少。

第十三章 开窍剂

㈠定义

凡以芳香开窍药为主药物组成,具有通关开窍醒神作用,治窍闭神昏证的方剂叫作开窍剂。有寒热之分,热闭应热者寒之,用凉开法。寒闭应寒者热之,用温开法。故寒者热之,热者寒之为开窍剂的立法依据。

㈡分类和适用证

邪气壅盛,心窍蒙蔽而造成的神昏窍闭(多属实)证,表现为神昏不省人事,牙关紧闭。有寒热之别。开窍剂分二类:一是凉开:清热解毒,熄风镇痉,开窍安神,适用于热邪内陷心包或痰热蒙蔽心窍的热闭证,临床见高热烦躁神昏抽搐,用此类方剂还须配合清热药(清热泻火、清热解毒、清热化痰药等等),其目的是消除温热之邪内陷心包,另外还配镇心安神药,如朱砂、琥珀、金银箔,代表方:安宫牛黄丸、紫雪丹、至宝丹。二是温开:具有散寒行气,温通气机和开窍解郁的功效,适用于寒湿、痰浊、湿邪或秽浊之气内闭心包的寒闭证,表现有突然昏倒,不省人事,牙关紧闭,不同于热闭的是兼有寒象,如面白、口唇青,四肢冷,舌苔白,脉沉。治疗时还须配伍大量辛温散寒行气药,如丁香、荜拨、细辛等达到驱除寒邪开窍之目的,代表方:苏合香丸。

㈢注意事项

1.首先辨别寒热、虚实。热闭——凉开;寒闭——温开。

注意虚实,无论凉开或温开都是用于实证的,表现牙关紧闭,两拳紧握,呼吸声粗,鼻干,脉搏有力。相反大汗淋漓,形寒肢冷,手撒口张,呼吸声微,脉微欲绝决对不能用芳香开窍剂治疗。

2.对阳明腑实证出现神昏谵语,是胃热上扰心,只能寒下,不能开窍。表现热邪内陷心包,有阳明腑实证须两种药结合用。

3.开窍剂中的芳香开窍药物,辛散走窜,久服耗伤正气,不能久服,只能暂用。

4.本类方为丸、散剂或注射剂,不能入煎剂,不能久煎,一般化服或冲服,不能吞服,牙关紧闭用鼻饲,以免有效成分挥发散失,影响疗效。

第一节 凉开剂

一、安宫牛黄丸(《温病条辨》)

【药物组成】牛黄 30g、郁金 30g、犀角 30g、黄芩 30g、黄连 30g、雄黄 30g、山栀子 30g、朱砂 30g、冰片 7.5g、麝香 7.5g、珍珠 15g、金箔为衣。

【用法】共研细末,炼蜜为丸,每丸 3g,金箔为衣。每服 1 丸,体壮者可每日服 2 丸,脉虚者(寸关尺三部按之无力)用人参煎汤送服,取其益气补虚,扶正以祛邪之效。实脉(寸关尺三部举按有力)用银花、薄荷煎汤送服。为适应临床救急,对剂型改革制成针剂,如清开灵,上海制成醒脑静注射液,临床用于传染病,如流脑、乙脑、脑血管病、高热、烦躁、昏迷等可用其救急,如用安宫牛黄丸一丸调生大黄末,名牛黄承气丸,主治热入心包,神昏谵语,兼有腑实者。

【功效】清热解毒,豁痰开窍醒神。

【主治症候】①温热病,热邪内陷心包。②治痰热内闭的小儿惊厥证。高热烦躁,神昏谵语,舌謇肢厥,舌质红或绛,内热炽盛易炼液为痰,痰阻心包往往见痰涎壅盛,舌謇语涩等证。亦治中风昏迷,小儿惊厥属邪热内闭者。

二、紫雪丹(《外台秘要》)

【药物组成】寒水石 1500g、石膏 1500g、磁石 1500g、滑石

1500g、犀角 500g、羚羊角 500g、青木香 500g、沉香 500g、丁香 30g、麝香 38g、朴硝 5000g、硝石 930g、元参 500g、升麻 500g、甘草 240g、朱砂 90g、黄金 3000g。

【用法】共研细末,每服 0.9~1.5g,每日 1~2 次,冷开水调下。

【功效】清热解毒,熄风止痉,镇惊开窍(尤其以镇惊开窍作用显著)。

【主治症候】温热病邪热内陷心包证。热盛动风,见高热、烦躁、神昏、谵语、痉厥抽搐、口渴唇焦、尿赤便闭、舌质红绛、苔黄燥、脉弦数有力,以及小儿热盛、惊厥。和安宫牛黄丸区别是能治抽风惊厥,其病理是热邪内陷心包引起的肝风内动,扰乱心神。亦治小儿热盛惊厥。

【用法】名为紫雪丹,实际上是散剂,每次服 1~2g,每日 2 次,以高热惊厥抽搐为使用原则,注意不宜过量,以免严重出现大汗淋漓、呕吐、肢冷等伤阴、耗散元气的弊病。

三、至宝丹(《太平惠民和剂局方》)

【药物组成】犀角(研,可用水牛角 100g 代替)30g、朱砂(研、飞)30g、雄黄(研、飞)30g、生玳瑁屑(研)30g、琥珀(研)30g、麝香 0.3g、龙脑(研)0.3g、金箔 50g、银箔 50g、牛黄(研)15g、安息香 4.5g。

【用法】研末为丸,每丸重 3g,金箔 25g 入药,25g 为丸,每次 1 丸,小儿减半,原方用人参汤下,危重症候可用至宝丹开窍救急,用人参目的是大补元气,强心,用人参汤送服,可增加抢救成功机会。

【功效】化痰开窍,清热解毒(重点是化浊开窍)。

【主治症候】痰热内闭心包证。中暑、中风及温病因痰浊内闭所致神昏不语,痰盛气粗,身热烦躁,舌红苔黄垢腻,脉滑数以及小儿惊厥属于痰热内阻的均可应用。偏重于辟秽化浊,豁痰开窍,故以昏厥而痰盛气粗,舌红苔黄垢腻,脉滑数为辨证要点。

【应用比较】

共同点:都可清热解毒,安神开窍。

不同点：

安宫牛黄丸。清热解毒作用强,高热烦躁神昏谵语选安宫牛黄丸。

至宝丹。芳香开窍作用强,昏迷较重,痰迷心窍用至宝丹。

紫雪丹。熄风镇惊作用强,高热神昏抽用紫雪丹。

第二节　温开剂

苏合香丸(吃力伽丸)(原载《广济方》,录自《外台秘要》)

【药物组成】苏合香油 30g、麝香(研)30g、安息香 30g、青木香 30g、香附(炒去毛)30g、白檀香 30g、丁香 30g、沉香 30g、荜拨 30g、熏陆香 30g、龙脑 30g、白术 30g、诃子(煨去皮)30g、朱砂(研水飞)30g、乌犀(可用水牛角 100g 代替)角 30g。

【用法】炼蜜为丸,每丸重 3g,每次 1 丸,小儿酌减。轻度心绞痛发作时服 1 丸,病重者每次服 1 丸,日 3 次口服,疗效理想,理气止痛效果好,还可用于感触秽恶之气,突出胸腹疼痛也可治疗。因有损胎气,孕妇绝对禁用。

【功效】温通开窍,行气化浊。

【主治症候】

寒闭证:痰湿寒浊蒙蔽清窍或暴怒,气血逆乱于上,扰乱神明所造成的。突然昏倒,不省人事,牙关紧闭,苔白脉迟,面苍白,口唇青紫,苔白腻为辨证要点,无热象。亦治寒凝气滞,心腹猝痛及痰厥等。

中恶:(感受秽浊不正之气)胸腹满痛,冷,痰壅气闭或突然昏迷。

时疫霍乱:腹痛胸痞,欲吐泻不得,甚则昏迷。还应有面色白,口唇青,舌苔白滑腻,脉沉滑。

【配伍意义】本方主治由寒邪、痰浊阻塞气机,蒙蔽清窍所致症候。方中苏合香、安息香、麝香、龙脑化浊开窍,芳香辟秽,回甦醒神;青木香、香附、白檀香、沉香、乳香、丁香、荜拨行气散寒,化浊开郁,助化浊开窍之力,调脏腑气血郁滞。白术、诃子敛气安中,预防辛香走散耗损真气;水牛角（犀角）、朱砂清心安神,镇惊解毒。合用能散寒邪,化痰浊,畅气机,则窍自开而神自甦。

本方具有芳香开窍、辟秽化浊、启闭醒神之功,且行气散寒止痛效果显著。因此,也是治疗寒凝气滞所致心腹猝痛的有效方剂。

芳香开窍,行气活血,散寒化浊。苏合香丸能通十二经络,苏合香丸与安宫牛黄丸合用开窍醒神作用强。苏合香丸能增加冠状血流量,气顺痰消,十香为方中主药;荜拔味辛性大温,增强温中散寒之力;犀角清心解毒;朱砂镇心养神;诃子取其温,涩敛气,防止十香走窜耗伤人体正气。

本方制成苏合香丸,有芳香开窍,理气止痛作用,属痰浊气滞者效佳。

【注意事项】使用原则,掌握重点要分清楚凉开、温开。

表 13.1 凉开剂的病机和功效

	功效	病机	方名	作用	功效	长于	临床应用
凉开剂	清热解毒涤痰除烦辟秽开窍镇静安神	温邪陷心包或痰热内闭	安宫牛黄丸	衡之	清热解毒豁痰开窍	清心解毒	高热昏谵烦扰惊厥
			紫雪丹	次之	清热解毒镇痉开窍	镇痉	身热烦狂痉厥
			至宝丹	更次之	化浊开窍清热解毒	化浊开窍	痰热内闭

第十四章 理气剂

(一)定义

凡以理气药为主药物组成(行气、降气),具有舒畅气机,调整脏腑功能,用以治疗各种气滞和气逆病,称理气剂。

气贵在流通,《素问·至真要大论》:"结者散之","木郁达之"为立法依据。

(二)分类和适应证

适用于气病,《黄帝内经》有九气病记载,《素问·举痛论》说:"怒则气上,喜则气缓。"

古人有:"百病皆生于气"之说,气病与肝、胃、肺、肾有关,肺主气,肺宣发肃降,不降则咳嗽喘;胃主降,以降为顺,胃气不降呕吐、恶心、呃逆;肝主疏泄喜调达,恶抑郁,肝气不舒两胁胀,少腹、阴器痛;肾主纳气,肺吸入之气下纳于肾,肾不纳气则气喘。归纳起来不外乎气滞和气逆二种,气滞证以脾胃气滞和肝气郁滞为主,气逆证以胃气上逆与肺气上逆居多。故理气剂分二类。

1.行气剂:具有调畅气机,解郁散结之作用,适于气机郁滞证,气滞又表现在脾胃气滞和肝气郁滞两方面。

(1)脾胃气滞:(中焦气滞)运行不畅,脘腹胀满,嗳气吞酸,呕吐恶心,大便失调,治以疏理脾胃之气,可用陈皮、木香、厚朴、砂仁等。

(2)肝气郁滞:肝气不舒,表现胁肋胸腹胀满,也可出现疝气痛、痛经、月经不调,治以舒肝理气,可用柴胡、香附、川楝子、陈皮等。

临床上两者往往兼而有之,既有脾胃气滞,又有肝气郁滞。

2.降气剂:具有降气平喘,止呕止呃逆作用,适用于气机不降,气逆证。气逆往往见于肺气上逆,胃气上逆。

(1)肺气不降:气喘,咳嗽,治法降逆平喘,可用苏子、杏仁、冬花、沉香、紫菀等。代表方:苏子降气汤、定喘汤。

(2)胃气不降:呕吐、呃逆、嗳气,降逆止呕法,可用旋覆花、赭石、半夏、竹茹等。分寒热虚实,再据病因病机配伍不同药物,寒者温胃散寒。

(三)注意事项

运用时注意辨别虚实症候,气虚不能用行气剂,实证不能补,虚实夹杂行气补气同用,理气剂原则只宜于气滞、气逆之实证,气虚证不宜使用。勿犯虚虚实实之戒。辛温香燥易伤津耗气,损胎气,临床当中病即止,勿使过剂。对年老体弱、津气耗伤、素体虚阴、崩漏、孕妇要慎用。

第一节 行气剂

一、越鞠丸(《丹溪心法》)

【药物组成】香附、川芎、苍术、神曲、栀子各等分。

【用法】丸剂,每服 6~9g,温开水送下,亦可水煎服。

【功效】行气解郁。

【主治症候】《丹溪心法》说:"解诸郁,治六郁,痰、火、气、血、湿、食。"但以气郁为主。主要是肝气郁结所导致的病症。见脘腹胀痛,嗳腐吞酸,恶心呕吐,饮食不消。气郁则见胸膈痞闷;肝气郁,则血瘀,故胸胁疼痛;肝胆同居,相火居之处所,故气郁或也可见郁而口苦泛酸;气血火郁,病在肝胆,肝胆病又最易侵犯脾脏,脾不运化水湿则湿郁,湿聚而成痰,也可出现痰郁;脾不运化水谷则食郁,故湿、痰、食三郁主要在脾胃也。

【方解】

主药:香附——理气疏郁,行气解郁,用于气郁。

辅药:川芎——血中气药,行血,活血,针对血郁。苍术——燥湿运脾,治湿郁和痰郁。神曲——消食和胃,针对食郁。栀子——针对火郁。

【配伍意义】本方主治六郁,以气郁(肝脾气机郁滞)为主。治以行气解郁,兼以和血、化湿、清热、消食。方用香附行气解郁,川芎活血行瘀,栀子清热泻火,苍术燥湿舒脾,神曲消食化滞,合用使气畅、血行、清热、湿去、食消,气、血、火、湿、食诸郁症状皆除。方中无治痰郁药,是因痰郁多由气滞、湿聚、食停及火热炼津所致,气畅清热,食化湿除,痰郁自消。本方示人以治郁大法,临证运用需根据诸郁轻重灵活调剂化裁。

【临床运用】临床以哪种郁为主则以治哪郁药为主,再相应加一些药。

【注意事项】本方治实证,虚证不能用。

二、良附丸(《良方集液》)

【药物组成】高良姜(酒洗,焙研)、香附子(醋洗,焙研)各等分。

【用法】为末,每服 6g,温开水送下,亦可水煎服。

【功效】温中祛寒,行气止痛。

【主治症候】肝郁气滞寒凝证。胃有寒凝的胃脘痛,胸胁闷痛,喜温,舌白,脉沉,肝气郁滞,胃有寒凝者均可用。

【方解】

高良姜——辛热入脾胃,温胃散寒,止呕吐,止痛。(张结谷说:"辛热纯阳,专主中宫真寒重证")。

香附子——理气开郁,调经止痛。(专治气结为病——张山雷对本药之称)故本药行气开郁,止痛。

【注意事项】两药应以香附为主药,但应以病情偏重而定,用量等分,也可根据病情决定用量。

三、金铃子散(《太平圣惠方》)

【药物组成】金铃子(川楝子)30g、元胡 30g。

【用法】共为细末,每服 9g,酒或开水送服,治肝气郁滞代表方,而且偏于热的。疝气加橘核、荔枝核,治痛经加香附、益母草、丹参(一味丹参功同四物)。

【功效】疏肝泄热,行气活血止痛(以止痛为主)。

【主治症候】肝气郁滞,气郁化火证。心腹胁肋痛,时发时止,口苦,痛经,疝气痛,时发时止为特点,可见烦躁不安等。吃热物则痛增,舌质红,苔黄,脉弦数。时发时止和情志有关,治以疏肝泄热,行气止痛。

【方解】

主药:金铃子——味苦,性寒,清热,降火,解郁止痛。

佐药:元胡——入肝经。李时珍说:"该药行血中气滞,气中血滞,行气活血",止痛药力持久,常配合川楝子为辅药止痛。

四、厚朴温中汤(《内外伤辨惑论》)

【药物组成】厚朴 9g、陈皮 9g、炙甘草 5g、草豆蔻仁 5g、茯苓 5g、木香 5g、干姜(生姜)2g。

【用法】水煎服。

【功用】行气除满,温中燥湿。

【主治症候】寒湿脾胃气滞证。脘腹胀满或疼痛,不思饮食,四肢倦怠,舌苔白腻,脉沉弦。

【应用比较】

金铃子散		不仅行气解郁兼清肝泄火功能。(尤其止痛作用显著,适于气郁化火的疼痛)。
良附丸	行气止痛	温热药高良姜和理气药香附配伍,行气止痛作用兼偏于温散,治气滞兼有寒凝的疼痛,偏于寒者。

五、半夏厚朴汤(《金匮要略》)

【药物组成】半夏 9g、厚朴 9g、茯苓 12g、生姜 15g、苏叶 6g。

【用法】水煎服。

【功效】行气开郁散结,降逆化痰。

【主治症候】痰气郁结之梅核气。咽中如有物阻,咯吐不出,吞咽不下,胸胁满闷,舌苔白润或白滑,脉弦滑。(《金匮要略》说:"妇人咽中如有炙脔,半夏厚朴汤主之。")无物梗塞,不影响吞咽,兼胸胁满闷,痰湿咳嗽,呕吐,苔滑腻,脉弦滑或弦缓。病因病理:七情不舒,胃失和降,肺失宣发,以致痰涎凝聚而成,故梅核气的病机是痰气凝结。据"结而散之"之法,治以行气开郁,降逆化痰。

【方解】

主药:半夏——味辛,性温,化痰开结,和胃降逆。一辛一苦,辛开苦降,半夏化痰助厚朴。

辅药:厚朴——味苦,性温,下气除满,行气开郁。行气因半夏能降逆,厚朴助半夏化痰开结。

佐药:茯苓——健脾渗湿,助半夏化痰,消除致痰的病因。生姜——辛散温补,和中止呕。

使药:苏叶——质轻入肺经,使药作用于咽喉,芳香疏散能协助主药宣气郁,不是用苏叶解表。

【配伍意义】本方治疗由情志不畅,肝气郁结,肺胃失于宣降,津聚为痰,痰气变阻的梅核气。以行气散结,降逆化痰。主药半夏化痰散结,降逆和胃。辅药厚朴下气除满,合半夏行气降逆,化痰散结。佐药茯苓健脾渗湿,既助半夏化痰之效,又杜生痰之源,大量生姜辛散消痰,和胃止呕。使药苏叶芳香行气,理肺舒肝。合用共成行气散结,降逆化痰之效。全方辛开、苦降、温散并用,气结散,气滞行,气逆降,燥湿化痰,健脾和胃,使郁开、结散、逆降,脾健湿除,气顺痰消,诸症愈。

【注意事项】

《金匮要略》说:"妇人咽中如有炙脔,半夏厚朴汤主之。"此证亦发于男子,应灵活理解。

【应用比较】

半夏厚朴汤		除解郁外,还能降逆化痰,治疗痰气郁结的梅核气。
逍遥散	解郁	除解郁外,还能健脾养血,治肝郁血虚,肝脾不和证。

六、瓜蒌薤白白酒汤(《金匮要略》)

【药物组成】栝楼实 12g、薤白 9g、白酒适量。

【用法】水煎服,酒量据患者酒量而定,一般 30~60ml。

【功效】通阳散结,行气化痰。

【主治症候】胸痹证。《金匮要略》载:症以胸痛(隐痛),甚则胸痛彻背,喘息,咳唾,短气,苔白腻,脉沉弦或紧为主。是胸阳不振,痰浊闭阻胸中,使气机不畅造成的。胸位于人体上焦,胸为心肺之宫城,肺之一身之气。有些医家说:"胸为阳位似天空。"可见胸部是阳气所居之处,如胸阳不振不能疏布津液,水饮痰浊闭阻胸中则壅滞不行,所以像天空密布乌云而见胸中憋闷,痰阻胸中影响到肺的功能则出现咳嗽喘息。

【病机】胸阳不振,痰阻气机。

【方解】

主药:(全瓜蒌)瓜蒌实——入肺经,善涤痰导滞,皮利膈宽胸,故涤痰畅气,开胸散结(结胸非此不治),刘渡舟认为有止痛作用。

辅药:薤白——理气药,入肺经,辛温,能散能通,具有通阳化浊、行气止痛作用,故说行气止痛为主。

主辅二药相合为治胸痹之要药。

佐药:白酒——药用的酒一般指米酒而言,不是白酒,辛温,上行辛散,可加强薤白的通阳行气止痛作用。

有些报导认为胸痹可涉及到心血管、呼吸、消化、神经系统等多种病症,故本方可广泛应用于这些病症。浙江中医杂志用本方加四逆散及郁金、川楝子、香附治肋间神经痛。广西报道加丹参、红花、降香治冠心病、心绞痛获得较好疗效。

对胸痹的治法,岳美中强调胸为清阳之府,故治胸痹主张阳药,不能掺杂滋阴之品。

【注意事项】本方温燥,对肺热痰喘不能用。

枳实薤白桂枝汤:瓜蒌薤白白酒汤加枳实、厚朴、桂枝,故可看出由胸又扩展到胃脘两胁,寒饮在下,肝胃气上逆而造成的,加枳实、厚朴消痞散结,理气除满,桂枝平冲逆气,故本方有通阳散结、下气、消痞除满的功用。

七、枳实薤白桂枝汤(《金匮要略》)

【药物组成】枳实 12g、厚朴 12g、薤白 9g、桂枝 6g、瓜蒌 12g。

【用法】水煎服。

【功效】通阳散结,祛痰下气。

【主治症候】胸阳不振,痰气互结胸痹证。见胸满而痛,胸痛彻背,喘息咳唾,短气,气从胁下上抢心,苔白厚腻,脉沉弦或弦紧。

【配伍意义】本方治疗胸阳不振,阴寒内盛,痰阻气结的"胸中痞气,逆结在胸,胁下逆抢心"症候,治以通阳散结,祛痰下气。方中枳实下气破结,消痞除满;薤白辛温通阳,宽胸散结;桂枝通阳散寒,平冲降逆。三药通阳散结。配瓜蒌涤痰散结,厚朴下气除满,则祛痰下气、散结除满。诸药使痞结开,痰浊去,胸阳振,除胸中满痛、喘息咳唾诸症。

【附方】

瓜蒌薤白半夏汤:《金匮要略》说:"胸痹不得卧,胸痛彻背。"故本方治的胸痹证型比瓜蒌薤白白酒汤重,"有痰饮为之源也",过多痰饮壅胸中,加半夏加强了化饮降逆的作用,故去痰散结作用较强。

【应用比较】

瓜蒌薤白白酒汤 ＼　　　　 ／ 以通阳散结为主,适于胸痹痰浊较轻者。
瓜蒌薤白半夏汤 ─→ 胸痹 ← 适于胸痹而痰浊较重者。
枳实薤白桂枝汤 ／　　　　 ＼ 适于胸痹气结较重,气上冲胸者。

八、天台乌药散(《圣济总录》)

【药物组成】天台乌药 15g、木香 15g、炒茴香 15g、青皮 15g、高良姜 15g、槟榔 15g、川楝子 15g、巴豆 15g。

【用法】去巴豆,加适量酒水煎服。

【功效】行气疏肝,散寒止痛。

【主治症候】寒凝气滞的小肠疝气。少腹痛引睾丸,阴囊偏坠肿胀,睾丸肿大,形寒肢冷的寒象。病因是感受寒邪,寒邪侵袭肝脉,使气机阻滞所造成的。寒为阴邪,主收引,故使筋脉挛急,寒凝气结,少腹痛牵引睾丸,故有"诸疝皆归于肝"之说,故本方治疗病机应是寒侵肝脉,气机阻滞。"痛之休作由气之聚散也","治疝必先治气"。

【方解】

主药:乌药——辛温,疏肝理气,散寒止痛。

辅药:小茴香——辛温,暖下散寒止痛。高良姜——散寒止痛,助小茴香散寒之效。木香——行气止痛以助乌药。青皮——疏肝破气,行气。

佐使药:槟榔——"性如水石,能下水溃坚"(汪任安),开泄下气,散结破滞。川楝子——理气止痛。

巴豆——本方作为散剂,川楝子和炒巴豆,去巴豆,用法为天台乌药散妙法所在,同炒目的是"去性取用"之法,取川楝子理气止痛作用,去川楝子寒性,巴豆温热,川楝子寒,因本方治寒疝,寒者温之,故即用川楝子而不致使川楝子寒。巴豆有毒,泻下力猛,故只取其温性,而不用其泻,故去巴豆,巴豆和川楝子同炒的目的很重要,应掌握。

【注意事项】本方服后常有肠鸣,大便畅利,应告诉患者。

九、暖肝煎(《景岳全书》)

【药物组成】当归 6~9g、枸杞子 9g、小茴香 6g、肉桂 3~6g、乌药 6g、沉香 3g、茯苓 6g。

【用法】水煎服。

【功用】温补肝肾,行气止痛。

【主治症候】肝肾不足,寒凝肝脉证。小腹疼痛或疝气作痛,畏寒喜温,舌淡苔白,脉沉迟。

第二节 降气剂

一、苏子降气汤(《太平惠民和剂局方》)

【药物组成】紫苏子 6g、半夏 6g、川当归 6g、炙甘草 4g、前胡 6g、厚朴 6g、肉桂 2g。

【用法】加生姜、大枣、薄荷,水煎服。这里用薄荷的目的是取其芳香解郁疏气的功效(辛凉解表,疏散风热,入肺肝),以宣肺气之郁,利于肺气肃降,如方中加沉香降气平喘功能更强了,如兼水寒表证可在本方中加疏散风寒药以解表散寒。

【功效】降气止咳平喘,温化寒痰。

【主治症候】上盛下虚的痰涎壅盛喘咳证。痰涎壅盛,痰多而稀,咳喘短气,胸膈满闷,腰痛脚弱,肢体倦怠或肢体浮肿,虚浮,苔白滑或白腻。上(指肺)盛(指邪气盛),下(指肾)虚(指正气虚),指肾阳不足,肾主水,肾阳不足不能化气行水,水湿停聚为痰;肾主纳气,不能把气下纳于肾,故见呼多吸少的虚证。故病机是上盛下虚,寒痰壅肺气机上逆造成的,以上盛为标,下虚为本,症状表现在肺,但肾虚机理不可忽视。

治应以降气化痰为主的标本兼治法。本方性偏温,对肺热和肺肾两虚的痰喘不能用。

【方解】

主药:紫苏子——止咳平喘,下气消痰,用其降逆下气,除痰定喘。

辅药:半夏——温化寒痰。前胡——宣肺祛痰。厚朴——下气散满。三药能协助苏子降气平喘,有止咳祛痰作用。

佐使药:肉桂——温肾纳气治下虚,还可温补肾阳以化气行水,有助于祛痰。当归——血中之气药,补血,和血,血和则气调,有"当归主咳逆上气作用"之说,当归性润,又可佐温燥药伤阴耗气。炙甘草、生姜、大枣、苏叶——益气,健脾,和胃,宣肺散寒,杜绝生痰源。甘草又调和诸药。

北京刘渡舟用本方治慢性气管炎、肺气肿、心源性哮喘,加减化裁,效果很好。

【配伍意义】本方主治上实下虚,以上实为主的喘咳证。"上实"是指痰涎壅肺,气逆平降,见胸膈满闷、喘咳;"下虚"是指肾阳不足,肾不纳气,见喘咳短气、腰痛脚弱、肢体倦怠或肢体浮肿。治以降气平喘,祛痰止咳,兼温肾纳气。主药紫苏子降气祛痰,止咳平喘。辅药半夏、厚朴、前胡降气祛痰,平喘止咳,治痰涎壅盛、气逆不降(标)。佐使肉桂温肾祛寒,纳气平喘;当归养血补肝,与肉桂配伍治肾阳不足、下元虚寒(本)。炙甘草调和诸药,兼能止咳;加生姜、大枣、苏叶煎服,以调药和中,散寒宣肺。全方祛痰降气平喘,温肾助阳纳气,上下并治,标本兼顾,以降气消痰、治上治标为主。

【应用比较】

小青龙汤。病因:外感风寒,内停水饮,纯属实证。治法:解表化饮,以解表为主。

苏子降气汤。病因:上盛下虚,病症标实而本虚,以上实为主。治法:用降逆平喘,温化寒痰法。

二、定喘汤(《摄生众妙方》)

【药物组成】炒白果9g、麻黄9g、苏子6g、甘草3g、款冬花9g、杏仁5g、炙桑白皮9g、炒黄芩5g、法半夏9g。

【用法】水煎服。

【功效】宣肺降气,清热化痰。

【主治症候】风寒外束,痰热内蕴哮喘证。呼吸急促,连续不得息,喉中有痰鸣声,痰多而稠,色黄或有恶寒发热的表证,苔黄腻,脉滑数。

平素体内有痰浊,气机不太通畅,感受风寒之邪,肺气不宣,更助长肺气壅塞,久郁化热,热和痰互阻于肺中,苔黄腻脉滑数属痰热也。其病机是:风寒外束,痰热阻肺。

【方解】

主药:麻黄——宣肺解表定喘。白果——性善收敛,入肺经,敛肺平喘,用其和麻黄一散一收,散中有收,收中有散,不致耗伤肺气。

辅药:苏子——降气平喘。半夏——散结化痰。冬花——润肺化痰。杏仁——降逆平喘。四药合用能降气、散逆、止咳化痰,主要用于降肺。

佐药:桑白皮——泻肺火而止咳。黄芩——苦寒,清热泻火。两药合用能清热泻火,主用于清肺热。

使药:甘草——调和诸药。

本方体现了宣、清、降肺之功。

【配伍意义】本方治素体痰热内蕴,复感风寒所致之哮喘。痰热内蕴,肺失清肃,又感风寒,肺气壅闭,不得宣降。治以宣肺散邪,祛痰清热,降气定喘。方中主药麻黄宣肺散寒平喘,白果敛肺定喘祛痰,二药散收并用,可加强平喘之功,又防麻黄耗散肺气。辅药苏子、杏仁、半夏、款冬花降气平喘,止咳祛痰。佐药桑白皮、黄芩清泄肺热,消痰平喘。使药甘草调和诸药。合用使肺邪得散,痰热能去,宣降得复,胸膈畅利,哮喘痰多咳嗽气急自平。

【应用比较】

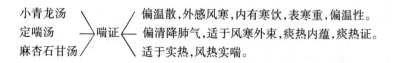

小青龙汤
定喘汤   }喘证{
麻杏石甘汤

偏温散,外感风寒,内有寒饮,表寒重,偏温性。
偏清降肺气,适于风寒外束,痰热内蕴,痰热证。
适于实热,风热实喘。

三、旋覆代赭汤(《伤寒论》)

【药物组成】旋覆花 9g、人参 6g、生姜 9g、代赭石 15g、炙甘草 6g、半夏 9g、大枣 4 枚。

【用法】水煎服。

【功效】降逆化痰,益气和胃。

【主治症候】胃虚痰阻气逆证。胃气上逆,表现心下痞硬(心下痞塞不通),噫气不除,反胃呕吐,嗳气,呃逆,舌苔白腻,脉缓而滑。适于胃虚痰阻胃气不降证。胃主受纳,主降以下为顺,脾胃之气不畅而心下痞硬,噫气不除,呕吐涎沫等可出现;中气虚水湿不化停聚为痰,痰阻气机而上逆,胃虚导致痰生,痰阻气机不仅胃气上逆,肝气的因素也在里,肝气乘脾虚遏克土,故脉见弦象;苔白滑为痰浊内盛。故本方之气逆证是脾虚肝乘痰阻气逆证。

【方解】

主药:旋覆花——咸温,下气消痰(本草说诸花皆上行,独旋覆花降,利肝肺之气),用其降气化痰,散结。

辅药:代赭石——重镇,入肝(张锡纯说生赭石压力最胜),重镇降逆,与旋覆花两药合用肝气不致上逆。

佐药:半夏、生姜——消痰散结,和胃止呕。大枣、人参、炙甘草——益气健胃和胃。甘草兼使药调和诸药。

以上药物相配伍具有降逆化痰、益气和胃的作用。

【配伍意义】本方原治伤寒误治伤中,痰涎内生,胃虚痰阻,气逆不降,心下痞硬,噫气不除。胃气虚弱,痰浊内阻,气逆不降,治宜降逆化痰,益气和胃。旋覆花下气消痰,代赭石镇降逆气,二者配伍,镇冲逆,除噫气。代赭石性寒质重,碍胃气,用量不宜大。生姜温胃化痰,散寒止呕;半夏祛痰散结,降逆和胃。二药相配,既助旋覆花、代赭石平噫止呕,又除心下痞硬。胃气既虚,故配以人参、炙甘草、大枣益气补虚,和药护中安中州,以防镇降伤胃。诸药配合,使胃虚得温补,痰浊得宣化,和降共济气逆遂平,"心下痞硬,噫气不除"及反胃呕吐症状自愈。

【注意事项】旋覆花应布包水煎。

张锡纯用本方化裁创立了很多方,见《医学衷中参西录》。

目前,用本方治急慢性胃炎、神经官能症、胃扩张、食道癌的噎膈反胃证有缓解作用。

代赭石 3g,生姜 15g,两者在《伤寒论》比例为 1:5,而用者之意在于代赭石镇肝用,重用生姜散饮气。刘渡舟认为此两药更动可直接影响疗效。治疗顽固性呕吐和噎膈可重用。

四、橘皮竹茹汤(《金匮要略》)

【药物组成】橘皮 9g、竹茹 9g、生姜 9g、甘草 6g、人参 3g、大枣 5 枚。

【用法】水煎服。

【功效】降逆止呕,益气清热。清补降逆,重在降逆。

【主治症候】胃虚有热,气逆不降证。呃逆,干呕,哕,可见口渴,舌质嫩红,脉虚数或细数。由于久病或因吐下法致胃气虚,同时胃阴不足,胃气上逆则呃逆,呃声低微,脉虚数,舌红,故治胃虚热气逆不降而造成的病症。

【方解】

主药:橘皮——行气和胃,降逆止呕。竹茹——清热和胃。

辅药:生姜——和胃止呕。人参——补气生津。

佐使药:大枣、甘草——益气和胃。

人参和橘皮配补气而不滞气,行气又不伤气。竹茹和生姜配清中有温,不致竹茹性寒而伤胃,故益气清热,降逆止呕。

胃阴不足可加养胃阴药,兼有痰加半夏、茯苓,和本方同名异方的有两个,《济生方》、《医宗金鉴》都有橘皮竹茹汤,本方来自《金匮要略》。

【应用比较】

丁香柿蒂汤:温降法。

橘皮竹茹汤:胃虚有热的呃逆,清补降逆。

旋复代赭汤:脾虚所乘,逆气不除的心下痞,重镇降逆。

五、丁香柿蒂汤(《症因脉治》)

【药物组成】丁香6g、柿蒂6g、人参3g、生姜6g。

【用法】水煎服。

【功效】益气温中,降逆止呃。

【主治症候】胃气虚寒证。呃逆不已,还可见呕吐。胃脘痞闷,胸痞,舌质淡,苔白,脉沉迟,故治中焦虚寒的呃逆证。

【病机】中焦虚寒,胃气上逆

【方解】

主药:丁香——温胃降逆。

辅药:柿蒂——苦温涩入胃经,降逆下气,涩酸收止呃。

臣佐药:人参——补中益气,治虚证。生姜——温胃散寒止呕。

六、小半夏汤(《金匮要略》)

【药物组成】半夏9g、生姜9g。

【用法】水煎服。

【功用】化痰散饮,和胃降逆。

【主治症候】痰饮呕吐。呕吐痰涎,口不渴,干呕呃逆,食谷不下,小便自利,舌苔白滑。

【应用比较】

行气剂适于气机郁滞证,胁肋胀痛,腹满。

越鞠丸:通治六郁,以气郁为主

良附丸 ╲
　　　　　╲行气解郁止痛╱理气香附,温中良姜,故温中去寒力大。
金铃子散 ╱　　　　　　　╲偏温散,用于气滞兼寒凝胃痛证。
　　　　　　　　　　　　　兼清肝泻火,偏于清热,气滞兼热郁胁肋痛证。

半夏厚朴汤 ╲
　　　　　　╲行气祛痰╱开郁降逆,治痰气郁结的梅核气,病位在喉。
瓜蒌薤白白酒汤 ╱　　　　╲通阳散结,治胸痹证。

天台乌药散:行气疏肝,散寒止痛,治寒疝证。

降气剂:适于气逆证,呃逆,呕吐,咳喘等肺气上逆。

苏子降气汤 ＼
　　　　　　＞降逆定喘 ＜　有行有补,能温化寒痰,上盛下虚的痰喘,
定喘汤 ／　　　　　　　　寒虚热实证。
　　　　　　　　　　　　偏清热化痰,风寒外束痰热互结的哮喘证。

旋覆代赭汤 ＼　　　　　　代赭石重在降逆镇肝,重降之剂——重降。
橘皮竹茹汤 ＞胃气上逆, ＜寒凉竹茹,偏于清补降逆——清降。
丁香柿蒂汤 ／ 胃虚气逆　温热的丁香,偏于温补降逆——温降。

第十五章 理血剂

(一)定义

以理血药为主(主要包括活血化瘀、止血药)药物组成,具有畅通血液,消散瘀血和止血作用,用以治疗血病的方剂叫理血剂。

(二)分类和适应证

适用于血行不畅,瘀血或出血等血证。血证产生是血的运行失常造成的,主要表现瘀血和出血两方面。瘀血——活血化瘀;出血——止血。

1.活血化瘀剂:

(1)适用于瘀血证:瘀血产生往往因为气滞,气虚使血运不畅及外伤等原因造成内出血不易及时消散而造成的。导致很多的瘀血证,如经闭、痛经、瘀积包块、外伤瘀肿等,瘀血部位不同表现不同。共同特点:自觉症状可见疼痛,固定不移,痛有定处,性质呈刺痛或刀割样疼痛,疼痛往往和寒温变化有关,遇寒重遇热可轻,还有发热表现;心悸,健忘,瘀血不去,新血不生,血不养心而心悸,健忘。客观体征:体内有包块,按之有形,表现有瘀斑(皮肤、口唇、舌),药物组成以活血化瘀药为主。

(2)配伍方法:①活血化瘀药为主配理气药,气血相互依存,气行则血行,气滞则血滞,如柴胡、枳壳、桔梗具有行气治血作用,如血府逐瘀汤就体现了这一特点。②活血化瘀药为主配温经散寒药,如桂枝、吴茱萸、炮姜等具有散寒化瘀作用的温经药。③活血化瘀药为主配泄热药,如桃核承气汤。④活血化瘀药配补气药,气虚无力推动血液,如配黄芪具有补气去瘀作用,如补阳还五汤。⑤活血化瘀为主配补血药,目的去瘀不伤血,如生化汤。⑥不须配伍活血化瘀药物,药专而力峻,如失笑散。

2.止血剂:

(1)适用于多种出血证,吐血、衄血、咯血、便血、尿血、崩漏等,出血病因很多,有血热妄行,气虚不摄血,瘀血阻络血不归经,冲任虚损等。部位有上部、下部出血,出血也有缓急不同,故配伍方法较多。

(2)配伍方法:①血热妄行的出血,凉血止血,用侧柏叶、白茅根、小蓟、槐花配清热泻火药大黄、栀子等,如十灰散。②阳气虚弱不摄血的出血证,用温阳益气摄血法,常选用温经收涩性止血药,如伏龙肝、艾叶、白及、棕榈皮,配温阳益气药白术、附子,如黄土汤。③冲任虚损,补养冲任兼止血如胶艾汤。除此之外,止血往往还配引经药,如上部出血配引血下行的牛膝、赭石;下部出血如尿血、便血、崩漏配升麻等引经药。止血剂还须配伍活血化瘀药,对瘀血阻络的出血达到化瘀而止血目的,使止血而不留瘀。

㈢注意事项

1.对出血证,除寒热虚实之分,还有轻重缓急不同。首先确定致病原因,审因论治,分轻重缓急。急则治其标,缓则治其本;或标本兼治。如急性大出血,血脱要补气用独参汤,因有形之血不能速生,无形之气首当急固。

2.活血化瘀药的药性破泄,逐瘀过猛,易伤好血,易伤人体正气,注意不要过剂,配伍扶正药,使瘀血去不伤正。止血过急,易滞血留瘀。用止血剂,要"止血防瘀",可适当配伍行血化瘀之品,使止血不留瘀。

3.活血祛瘀剂均能促进血行,易于动血、堕胎,妇女月经期、孕妇不宜使用,如川芎、当归、红花(有兴奋子宫,催产,堕胎作用)等药物。

第一节 活血化瘀剂

活血祛瘀剂用于瘀血证。因气为血帅,气行则血行,故以川芎、桃仁、红花、赤芍、丹参等活血祛瘀药为主。常配理气药为加强活血祛瘀的作用。应用时,病症兼寒配温经散寒药;瘀血化热配以清热凉血药或荡涤瘀热药;瘀久正虚与补养气血药同用。

一、桃核承气汤(《伤寒论》)

【药物组成】桃仁 12g、大黄 12g、桂枝 6g、甘草 6g、芒硝 6g。

【用法】水煎服,芒硝后入,空腹冲服,以加强活血化瘀作用,副作用轻微泄利,其药力作用随大便畅通而减轻。

【功效】逐瘀泄热。

【主治症候】下焦蓄血证。表现:少腹急结(拘急疼痛),其人如狂,小便自利,大便色黑,重则谵语,烦渴,夜间发热;血瘀可见经闭、痛经、脉沉结或涩等(血热初结下焦,不通则痛;瘀血上扰心则如狂,谵语;热和血结与气分无关,故小便自利,小便利与不利是蓄水和蓄血的主要鉴别点;大便色黑,热迫血下行;夜间发热,里热在血分,血为阴,夜间阳气入阴,助邪气故夜里发热;脉沉实或结涩是里有瘀血的表现)。故本方治的病理是热血结于下焦。

【方解】

主药:桃仁——苦甘平,滑利,破血行瘀(不用水蛭、虻虫是因热血初结)。大黄——苦寒泄热,泄热化瘀,导瘀热从大便出。针对瘀热。

辅药:桂枝——辛温,用其疏通经络,通血脉,协助桃仁活血化瘀。芒硝——咸寒,软坚散结泄热,加强大黄泄热消瘀功效。

佐使:炙甘草——固护胃气;味甘性缓,缓和以上药峻烈之性。

本方实际上是调胃承气汤加桃仁、桂枝而成。前者泻下,桃仁活血化瘀,桂枝疏通经络,本方大黄12g,桂枝6g,桂枝随同大黄下行,而无辛散解表之力,走表之力削弱。配伍优点:主药中既有泄热攻下,又有破血祛瘀,寒热共用,泄热逐瘀,故有破血、清热化瘀作用,故叫桃核承气汤。

【配伍意义】本方主治下焦瘀热互结蓄血证。治以逐瘀泻热。方中主药桃仁破血祛瘀,大黄下瘀泄热,二药相配,瘀热并治。辅药桂枝通行血脉,助桃仁破血祛瘀;芒硝泄热软坚,助大黄下瘀泄热。炙甘草为佐使护胃安中,缓诸药之峻。诸药共奏逐瘀泻热之效。

【临床运用】少腹急结,其人如狂(不是抵当汤),小便自利(不是蓄水证),脉沉涩结者;后人又用于蓄血的腰痛;常用于妇科病,热与血结的闭经,子宫肌瘤,产后恶露不行等。很多杂志报道其可治精神病,对于女性多有较好疗效。

二、失笑散(《太平惠民和剂局方》)

【药物组成】五灵脂(酒研,淘去沙土)、炒蒲黄各等分。

【用法】用黄酒或醋(酒行血止痛,醋化瘀行血,加强化瘀止痛作用)研末服,每次9g。

【功效】活血化瘀,散结止痛。

【主治症候】瘀血停滞胞宫证。月经不调,心腹刺痛,少腹急痛,痛经,产后恶露不行。主要病机是瘀血阻滞胞宫。

【方解】

五灵脂——甘温,散血通闭,活血止痛。

蒲黄——甘平,行血止血,"生用性滑,行血消瘀,炒黑性涩可止一切血",故有生用行血、炒用止血之说。

试验研究:本方有明显镇静作用,能提高机体对缺氧耐受力,有一定降压作用,目前不光用于妇科病,加川芎、赤芍、桃仁、红花、郁金治冠心病心绞痛疗效很明显。

【注意事项】失笑散原方炒蒲黄,来源于《太平惠民和剂局方》,治产后心腹痛欲死,只单纯活血不止血,故炒照顾到出血,是以活血止血同用,是以通为塞的用法,对瘀血停滞又有血虚者可用生炒各半。蒲黄收缩子宫,孕妇忌用;五灵脂伤胃要慎服。

三、桂枝茯苓丸(《金匮要略》)

【药物组成】桂枝 9g、茯苓 9g、丹皮 9g、桃仁 9g、芍药 9g。

【用法】研末为丸,每次服 6g,亦可水煎服。

【功效】活血化瘀,消癥块。

【主治症候】瘀阻胞宫证。妇人素有癥块,妊娠漏下不止,胎动不安,血色紫黑晦暗,腹痛拒按,经闭腹痛,产后恶露不尽,子宫肌瘤,盆腔炎,宫颈糜烂,舌质紫黯或有瘀点,脉沉涩。

四、血府逐瘀汤(《医林改错》)

【药物组成】桃仁 12g、红花 9g、当归 9g、生地黄 9g、川芎 5g、赤芍 6g、川牛膝 9g、桔梗 5g、柴胡 3g、枳壳 6g、甘草 3g。

【用法】水煎服。

【功效】活血祛瘀,行气止痛。

【主治症候】胸中血瘀证。胸痛,痛如针刺而有定处;或头痛,日久不愈;或呃逆日久不止,饮水即呛;或内热瞀闷;或心悸怔忡失眠,急躁易怒,入暮潮热等因瘀血所致的病症。舌质暗红边有瘀斑、瘀点、脉涩或弦紧。瘀血内阻,清阳不升,浊阴不能下降,在清窍则头痛;急躁易怒是血瘀影响气滞,肝气不舒则急躁易怒;瘀久化热故烦闷,暮见身热;血瘀心失所养故心悸失眠。故病机为:瘀血阻于胸,气机不畅。

【方解】

主药:桃仁、红花、川芎、赤芍——活血化瘀,主针对瘀血。

辅药:柴胡、枳壳——疏肝理气,行气宽胸。川牛膝——破瘀通经,引瘀血下行。

佐药:当归、生地——养血养阴(使瘀血去而不伤正)。

使药:桔梗——入肺经,载药上行,使药在胸发挥作用。甘草——调和诸药。

解释方剂时不一定按照主辅佐使来解释,也可按主要药、次要药来解释。

本方即桃红四物汤,四逆散又加牛膝、桔梗。

【配伍意义】本方主治因胸中血瘀,气机阻滞所致诸症。治以活血祛瘀,行气止痛。方中桃仁、红花、赤芍、生地黄、川芎、当归活血化瘀兼养血。柴胡疏肝理气,桔梗开宣肺气,枳壳行气宽胸,合用升降并用,可载药上达胸中,畅胸中气机,使气行则血行;配伍牛膝通利血脉,引血下行,有祛瘀功效。甘草调和诸药。全方能行血分之瘀,理气行滞。化瘀不伤血,祛瘀可生新,祛瘀络通,气畅血行,胸痛、头痛自止。

【组方特点】

1.气血兼顾:体现在桃红四物汤活血化瘀为主,配伍理气药枳壳、柴胡、桔梗,使气行则血行,血行则痛止。

2.活血寓养:体现在当归、生地,达到瘀去而不伤阴血。

3.升降并用:体现在升阳的柴胡、桔梗载药上行,又有下血的牛膝,一升一降可宣畅气机,使气血升降调和以达到疏其血气,令其条达,以致平和的目的,如柴胡——牛膝;桔梗——枳壳。

王清任用血府逐瘀汤治下列病症:

胸任重物——胸中必须压一重物。

胸不任重物——任何重物都不能承受。

灯笼病——心里热而外凉。

失眠——用归脾汤无效者。

临床治肝脾肿大,冠心病,脑震荡后遗症,高血压病等病症。

【附方】

王清任认为瘀血应从部位来定,故制定以下方剂为附方:

1.通窍活血汤:桃仁、红花、赤芍、生姜、大枣、麝香、老葱、川芎、黄酒。功效:活血通窍。主治瘀阻头面证。见头痛昏晕、耳聋、脱发、面色青紫。酒渣鼻、白癜风以及妇女干血痨、小儿疳积(肌肉消瘦、腹大青筋、潮热）。

麝香通行十二经，走窜开窍，老葱通阳，故两药药物组成的特征为：活血通窍，适于瘀血阻于头面，头痛，头昏，面青紫，酒渣鼻，脑震荡后遗症等病症。

2.膈下逐瘀汤：炒五灵脂、当归、川芎、桃仁、丹皮、赤芍、乌药、延胡索、甘草、香附、红花、枳壳。功效：活血祛瘀，行气止痛。主治瘀血阻滞膈下证。见膈下瘀血蓄积有痞块，或腹中疼痛，或卧则腹坠似有物者。

配伍方法：行气药入肝脾经，活血祛瘀，调气疏肝作用，主治症候瘀血在胸膈部位，表现两胁痛、腹痛等。

3.少腹逐瘀汤：炒小茴香、干姜、延胡索、没药、当归、川芎、官桂、赤芍、蒲黄、炒五灵脂。功效：活血祛瘀，温经止痛。主治寒凝血瘀证。见少腹瘀血积块，疼痛；或少腹胀满；或经期腰酸，少腹作胀；或月经一月三五次，接连不断，断而又来，血色或紫或黑；或有瘀块；或崩漏兼少腹疼痛。

配伍方法：活血祛瘀药加温经散寒药，治瘀血在少腹部位，冲任虚寒证。少腹积块疼痛，痛经，月经不调，色紫黑有块，经期腰酸，不孕证（既有瘀血又有冲任虚寒的不孕证）。

4.身痛逐瘀汤：秦艽、川芎、桃仁、红花、甘草、羌活、没药、当归、炒五灵脂、香附、牛膝、地龙。功效：活血行气，祛风除湿，通痹止痛。主治瘀血痹阻经络证。症见肩痛，臂痛，腰痛，腿痛；或周身疼痛经久不愈者。

活血化瘀药加羌活、秦艽、地龙（祛风，除湿，通络药），具有活血祛瘀，活络通痹作用，治瘀血痹阻于躯干、四肢，见肢体周身疼痛。

【应用比较】

共同点：活血化瘀药为主，又都有活血化瘀止痛作用，都治瘀血证。

不同点：配伍药各有其变化，故功效主治症候也不完全相同。

通窍活血汤:配麝香、老葱,辛香通窍作用强,治头面瘀血证。

膈下逐瘀汤:配香附、乌药、枳壳,疏肝行气药,主治症候膈下瘀血证。

少腹逐瘀汤:配温经散寒的小茴香、干姜、官桂,有温经止痛作用,治下焦少腹瘀血证。

身痛逐瘀汤:配祛风除湿的羌活、秦艽,通络的地龙兼祛风活络通痹作用,治肢体瘀血证及躯干、四肢痛。

血府逐瘀汤:主治胸中瘀血。

五、补阳还五汤(《医林改错》)

【药物组成】生黄芪60g、当归尾6g、赤芍6g、地龙3g、川芎3g、红花3g、桃仁3g。

【用法】水煎服。

【功效】补气,活血,通络。

【主治症候】中风之气虚血瘀证。见半身不遂,口眼㖞斜,下肢痿废,语言謇涩不利,口角流涎,小便频数或遗尿失禁,呼吸短气,大便干燥,舌质淡,苔白,脉缓或细弱无力。

【方解】

主药:黄芪——甘温,有补气升阳作用,气足则血行,血行则瘀消。《本经》上说:"黄芪主大风。"柯运伯说:"补剂中之风药。"生用重用力专而性专,能周行全身,大补元气而起痿废。药理实验能扩张血管,降低血压,改善血运作用,利于活血祛瘀通络,重用120g。

辅药:当归尾——活血化瘀。

佐药:川芎、赤芍、桃仁、红花、地龙——活血祛瘀,走窜通络。

【配伍意义】本方主治由气虚血瘀所致症候。治以补气活血,化瘀通络。方中主药重用生黄芪,大补肺脾之气,使气促血行。辅药当归尾活血通络而不伤血。佐药川芎、赤芍、桃仁、红花活血祛瘀,地龙通经活络,与黄芪并用,补气活血,化瘀通络,祛瘀不伤正。全方补气化瘀同用。黄芪量五倍于全方他药,以补气为主、化瘀为辅。全方可使气旺血行,瘀去络通,愈诸症。

组方特点:以补气药、活血化瘀药同用,互相配合。黄芪用量五倍于活血化瘀药量,活血化瘀药加起来总量 22.5g,目的是活血以通络;原方黄芪 120g,目的是补气通络,体现了补气逐瘀治法。

【临床运用】中风恢复期,中经络属气虚血瘀的都可用。中经络症状较轻,可见肢体麻木不仁,半身不遂,口眼㖞斜,语言謇涩,短气,小便频数或遗尿失禁,脉缓或细弱无力。故用补阳还五汤必须有气虚表现,黄芪的药理研究能促进淋巴循环,治脑梗塞有效率45%。

【注意事项】本方偏温,阴虚火热不能用,只适于气虚者。原方黄芪 120g,当归 6g,20 倍于当归,而当归补血汤则是 5 倍于当归,之所以用 20 倍于当归是取气旺则血行之理,实际上临床一般常用30~60g,逐渐从小量到大量发展,有时也有黄芪量少而活血药量大者。某些老中医认为半身不遂非因气亏所致,应以活血化瘀药为主(黄芪 12~15g,最多 30g,其目的气行则血行)。

本方病理基础是气虚血瘀,60g 黄芪在本方中的作用是升阳益气,气足则血行,经试验研究能扩张血管。

六、丹参饮(《时方歌括》)

【药物组成】丹参 30g、檀香 5g、砂仁 5g。

【用法】水煎服。

【功效】活血化瘀,行气止痛。

【主治症候】气滞血瘀导致胃脘疼痛,伴血瘀,舌尖有瘀点。病机为气滞血瘀。

【方解】

主药:丹参——活血通经。对寒、虚、湿都可应用,一味丹参功同四物。

辅药:檀香——辛温,理气疏郁止痛。砂仁——辛温,行气宽中,醒胃。

后两药加起来才是丹参的 1/3,重点以化瘀为主,行气为辅。

【应用比较】临床可用于冠心病心绞痛。

和失笑散比较:

失笑散、丹参饮共同点是化瘀止痛。失笑散由活血化瘀药物组成,化瘀力强。丹参饮配行气药,行气力强。

复方丹参注射液:由丹参、降香提炼而成,有活血化瘀、理气止痛功效,用于冠心病心绞痛、心肌梗死。

七、温经汤(《金匮要略》)

【药物组成】吴茱萸 9g、当归 9g、芍药 9g、川芎 6g、人参 6g、桂枝 6g、阿胶 9g、牡丹皮 6g、生姜 6g、甘草 6g、半夏 9g、麦冬 9g。

【用法】水煎服。

【功效】温经散寒,养血祛瘀。

【主治症候】冲任虚寒、瘀血阻滞的月经不调证。漏下不止,月经不调,前后不定;经量少或过多,或一月再行,或经停不至少腹里急;腹满,舌黯红,脉细而涩,不孕证(妇人宫冷,久不受孕)。

任主胞胎,冲为血海,冲任虚(血虚,阳气也虚)寒(小腹冷痛,经期错后,血瘀寒则凝),热证手心烦热,傍晚发热,唇干口燥。还可治卵巢囊肿,子宫肌瘤等。

【方解】

主药:吴茱萸——温中散寒,行气止痛。桂枝——温通血脉。

辅药:当归、芍药——养血,滋阴,润燥,兼清热。川芎——活血,行气止痛(血中气药)。丹皮——散瘀凉血,清血中热。

佐药:阿胶——养血。麦冬——养阴清热。人参、半夏、生姜、甘草——益气和胃补虚。

【配伍意义】本方治疗冲任虚寒,兼有瘀血阻滞所致诸症。治以温经散寒,养血祛瘀。方中主药吴茱萸温经散寒,疏肝下气;桂枝温经散寒,通行血脉。辅药当归养血和血,芍药养血柔肝,川芎活血行气,合而温经散热,活血祛瘀,养血调经;丹皮凉血散瘀,既助活血祛瘀通经又清血分瘀热,阿胶养血止血。佐药麦冬益阴清热,助归、芍补养阴血,兼止血、清热、润燥;人参、甘草盖气健脾,以资化源,合归、芍、阿胶补益气血,治冲任之虚;半夏、生姜通降阳明气而散结,合吴茱萸肝胃并治,疏泄和降,下通冲脉,以助祛瘀调经;甘草兼调诸药。全方能温经通脉以祛瘀,养血益气以固本,药以寒热消补并用,但主以温养冲任。

八、生化汤(《傅青主女科》)

【药物组成】全当归 24g、川芎 9g、桃仁 6g、炮干姜 2g、炙甘草 2g。

【用法】水煎服,酌加黄酒同煎。

【功效】养血化瘀,温经止痛。

【主治症候】血虚寒凝,瘀血阻滞,产后恶露不行或行而不畅,小腹冷痛证。产后血虚,邪气乘虚而入,寒邪客于胞宫,血遇寒则凝,故恶露不行,不行则痛,故病机为:血虚寒凝有瘀血。

【方解】

主药:全当归——辛甘温,入心肝脾经,为血病要药。补血和血,祛瘀生新,以养血为主,做主药,针对产后血虚而设。

辅药:川芎、桃仁——行气破瘀活血。瘀血可去,新血可生。

佐药:炮姜——温经化瘀止痛,引药入血。黄酒——温通血脉。童便——益阴清热。

使药:炙甘草——味甘,补中益气,调和诸药。

【配伍意义】本方主治产后血虚受寒,瘀阻胞宫所致症候。产后本血虚,因寒而致瘀,治当养血化瘀,温经止痛。方中主药重用全当归补血活血,化瘀生新。辅药川芎活血行气止痛,桃仁活血祛瘀,合当归养血化瘀,祛瘀而不伤正。佐药炮姜温经散寒,合当归、川芎温经和血而止痛。使药炙甘草益气扶正,缓急止痛,兼和诸药,与当归合则益气养血,治产后正虚。煎加黄酒温通血脉,助活血行瘀之力;童便益阴而利血脉,引败血下行消除瘀阻。

"生化汤"为产科常用方剂,是因本方养血祛瘀,温经止痛,能化瘀生新。用治产后血虚受寒,瘀阻胞宫,恶露不行。小腹冷痛者,使胞脉得温,恶露畅行,瘀去新生,止冷痛拒按。

本方组方意义在于产后多虚多寒,适于温补,可是又有瘀血表现,故不能单用补法,也不能单用破瘀法,应养血、破瘀同用,可使瘀血去,新血生,体现了"生化"之法,用童便目的是益阴除热。

外治法:衣服烘热了,放于小腹,取温经止痛之效。

民间有产后服生化汤的习惯,但注意产后有热者忌用,对产后虚脱者生化汤中加人参叫加参生化汤。

有人做实验本方用于产后,有促进乳汁分泌和加速子宫复原的作用,可以预防产褥热。

【应用比较】

生化汤 ＼ 活血化瘀,可 ＼ 兼养血温经,有补益作用,血虚寒凝腹痛为宜。
失笑散 ／ 治少腹疼痛 ＼ 无补益作用,用于血瘀实证。
生化汤 ＼ 虚寒瘀 ＼ 养血化瘀为主,佐以温经止痛,重点在于生新化瘀。
温经汤 ／ ＼ 温经散寒,养血祛瘀,以温为主,以温为通。

九、复元活血汤(《医学发明》)

【药物组成】柴胡 15g、天花粉 9g、当归 9g、红花 6g、甘草 6g、炮穿山甲 6g、大黄 30g、桃仁 9g。

【用法】水煎服,酌加酒同煎。

【功效】活血祛瘀,疏肝通络。

【主治症候】跌打损伤,瘀血阻滞证。胁下瘀肿,疼痛难忍。

【配伍意义】本方治疗跌打损伤,瘀血停滞于胁下。瘀留胁下,血滞气阻,不通则痛,故疼痛难忍。肝经循行胸胁,胁痛主治当活血祛瘀,兼以疏肝通络。方中主药大黄酒浸,意在荡涤败血瘀滞;柴胡疏肝调气引经,合大黄以攻散胁下之瘀滞。辅药桃仁、红花活血化瘀,消肿止痛;穿山甲破瘀通络,消肿散结。佐药当归补血活血,天花粉消瘀散结而疗伤。使药炙甘草缓急止痛,兼和诸药。诸药相配,活血祛瘀,疏肝通络,加酒同煎,以行药力,祛瘀生新,气行络通,胁痛自止。

十、七厘散(《同寿录》)

【药物组成】朱砂 4g、真麝香 0.4g、梅花冰片 0.4g、净乳香 5g、红花 5g、明没药 5g、爪儿血竭 30g、粉口儿茶 4.5g。

【用法】共研细末,密闭储存,每服 0.22~1.5g,黄酒或温开水送服,外用适量。

【功效】散瘀消肿,定痛止血。

【主治症候】主治跌打损伤,筋断骨折致瘀血肿痛或刀伤出血。并治无名肿毒,烧伤,烫伤等。

十一、鳖甲煎丸(《金匮要略》)

【药物组成】鳖甲 12g、乌扇 3g、黄芩 3g、鼠妇 3g、干姜 3g、大黄 3g、桂枝 3g、石韦 3g、厚朴 3g、紫薇 3g、阿胶 3g、柴胡 6g、蜣螂 6g、芍药 5g、牡丹 5g、䗪虫 5g、蜂巢 4g、赤硝 12g、桃仁 2g、瞿麦 6g、人参 1g、半夏 1g、葶苈 1g。

【用法】共末为丸,每次 9g,日 3 次服。

【功用】行气活血,祛湿化痰,软坚消癥。

【主治症候】主治疟母、癥瘕日久不愈,胁下痞硬或癥瘕聚结,推之不移,腹中疼痛,肌肉消瘦,饮食减少,时有寒热、女子月经闭止。

第二节 止血剂

止血剂用于各种出血证。临证组方常以侧柏叶、小蓟、槐花、灶心土、艾叶等止血药为主。但出血证的病因不同,部位各异,组方应随证配伍用药。血热妄行者宜凉血止血,以侧柏叶、小蓟、白茅根、槐花、地榆为主,配补益冲任之品组方;冲任虚损宜用阿胶养血止血,配以补益冲任之品组方;阳气虚弱,不能摄血宜以温涩止血药,用炮姜、艾叶炭、灶心土等温阳益气止血,配伍温阳益气摄血之品组方。上部出血忌用沉降药,可适当配伍牛膝、代赭石引血下行或沉降药;下部出血,忌用沉降药,可配伍少量焦荆芥、黑升麻、黄芪等升提药。出血兼有瘀滞可适当配伍活血祛瘀之品,以防止血留瘀。

慢性失血要侧重治本或标本兼顾;急性出血当"急则治标",着重止血;出血量多势急,气随血脱当大补元气,以固脱为先。

一、十灰散(《十药神书》)

【药物组成】大蓟、小蓟、丹皮、棕榈皮、白茅根、茜根、荷叶、侧柏叶、栀子、大黄各等分。

【服法】上十药炒黑研末,目的是血见黑则止。注意炒黑存性,外黑里黄,用藕汁或墨汁或萝卜汁(清热降气止血)调服,每次 9g,也可做汤剂,也可外用止血。

【功效】凉血止血。

【主治症候】血热妄行上部出血证。如呕血、衄血、吐血、咯血、血色鲜红、舌红脉数等血热炽盛症状。临床表现来势特别急,和肝胃关系特别密切,暴怒伤肝,嗜酒或过食辛辣之物,导致肝胃火盛,气上逆,气火上升,迫血上逆。

【方解】

大蓟、小蓟、荷叶、茜根、侧柏叶、白茅根——性寒凉,凉血止血药。

棕榈皮——收敛止血。

栀子——苦寒,泄火清热凉血解毒,导热下行从小便出。

大黄——苦寒泄热,导热下行从大便而出;大黄也可逐瘀,唐容川说:"大黄既有速下降之势,又无遗留之邪",达到血止而不留瘀之目的。对上部出血要导热下行。

丹皮——凉血化瘀,达到血止不留瘀之目的。

【临床运用】热迫血妄行之剂,出血来势急以治标的方法,如果做散剂以止血为主,清热为辅;汤剂以清热为主,止血为辅,可加牛膝、赭石引血下行。

二、槐花散(《普济本事方》)

【药物组成】炒槐花、叶柏叶、荆芥穗、炒枳壳各等分。

【服法】上药研末,每次服6~9g,开水或米汤送下,也可做汤剂。

【功效】清肠止血,疏风行气。

【主治症候】风热湿毒,壅遏肠道,损伤血络,肠风脏毒下血证。特点:便前出血,先血后便;或大便中带血,血色鲜红;或便后出血,血色晦黯;苔黄或黄腻,脉弦数或滑数。可用治痔疮出血。古医籍中便血有肠风和脏毒之分,《证治要诀》中说:"血清而色鲜者为肠风,血浊色暗为脏毒。"槐花善治肠风,下血急,便前下血。血色鲜红又称近血,是风热湿毒壅遏肠胃血分,使血渗于肠道而致便血。

【方解】

主药:炒槐花——味苦微寒,入肝、大肠经,清大肠湿热,凉血止血,以止肠出血见长。

辅药:侧柏叶——凉血止血药入大肠经,助槐花凉血止血。

佐使:荆芥穗——入肺和肝经,既疏风又理血,其气甚清,质地轻扬。炒枳壳——和中性缓,宽中行气,宣通大肠,利血中之气,气行血则调,使血止不留瘀。

四药组合能清肠中湿热之毒,又能止血。吴坤说:"槐花、侧柏叶凉大肠之血,枳壳、荆芥穗又能疗大肠之风,是风热相搏良剂。"

【配伍意义】风邪热毒或湿热壅遏肠中,损伤血络致肠风脏毒。炒槐花泻热清肠,凉血止血;侧柏叶清热凉血,收涩止血,合用清肠止血。荆芥穗疏风理血(炒用又能止血),炒枳壳行气宽肠,合用疏风宽肠。全方能清肠疏风澄其源,凉涩止血治其标,俱行气于止血之中,寓清疏于收涩之内,用药虽少,收敛很大,配伍得当,功可止血,又不留滞肠间风邪湿热。清风邪湿热,便血自止。

【注意事项】诸花皆升,诸子皆降。槐花最好用槐实(也叫槐角),市场上出售的有槐角丸,不生产槐花散。本方凉血止血,要注意不可久服。

三、黄土汤(《金匮要略》)

【药物组成】灶心土(伏龙肝)60g、白术 9g、炮附子 9g、干地黄 9g、黄芩 9g、阿胶 9g、甘草 9g。

【用法】水煎服。

【功效】温阳健脾,养血止血。

【主治症候】脾阳不足,脾不统血的大便下血证。症见:先便后血,还可见吐、衄血、血崩,出血色暗淡,伴四肢不温,面色萎黄,神疲懒言,腹部隐痛,喜热饮,舌质淡,苔白,脉沉细无力。治疗脾阳不足气不摄血,血不循经。脾阳不足是病之本,出血是病之标。可用治脾气虚寒所致的吐血、便血、崩漏、尿血等。

【方解】

主药:灶心土——温,入脾胃经,温中、涩血止血。

辅药:白术——健脾益气。附子——回阳温中,扶阳补脾助灶心土。

佐药:生地、阿胶——滋阴、养血止血,防止附子、白术耗血动血。黄芩——苦寒,佐白术、附子温燥之性;苦性下降,对上部出血有降逆作用。

使药:甘草——调和药性。

【配伍意义】本方主治脾阳不足,中焦虚寒,血失统摄诸症。血从上溢则吐血、咳血;血从下走则便血、崩漏。中焦虚寒,血失统摄,必从本治。本方主药用灶心黄土温中止血。辅以炮附子温脾助阳,白术、甘草益气健脾,以复统血摄血之权。佐阿胶、地黄养阴润燥,补血止血,因失血日久,阴血俱耗,"血宜凉宜静",用温热辛燥之品,易伤阴动血。为顾伤阴血,又助止血,用干地黄与黄芩牵制术、附温燥,以防辛热温燥伤阴动血。全方补止兼施,寒温并用,刚柔相济,温阳不伤阴,滋阴不碍阳,共成温阳健脾、养血止血功效。

吴鞠通说:"用刚药健脾渗湿,白术、附子;柔药补肝肾之阴之血,阿胶、生地黄。刚柔相济寒热并用。"

本方适于有持久反复便血、出血病史,出血同时伴脾阳不足的虚寒表现才能用之。

用黄土汤,方中的灶心土问题,现在很少用了,可用赤石脂代替,陈修园说:"赤石脂一斤代替黄土如神,味甘,性温涩,入胃和大肠经,有吸附作用,不但止血还可以保护溃疡面,治胃溃疡效果可以,灶心土也可以用红砖代替。"

【注意事项】

槐花散:先血后便,便中带血,色鲜红,近血,舌质红,脉弦数的热证。用凉血止血法,以清便血为主。

黄土汤:先便后血,血色暗淡,远血,四肢不温,脉沉细无力的虚寒证。用温养止血法,以温为主。

四、小蓟饮子(原载《济生方》,录自《玉机微义》)

【药物组成】生地黄 24g、小蓟 15g、滑石 12g、木通 6g、炒蒲黄 9g、藕节 9g、淡竹叶 6g、酒浸当归 6g、炒山栀子 9g、炙甘草 6g。

【用法】水煎服。

【功效】凉血止血,利尿通淋。

【主治症候】下焦热结血淋或尿血。血淋、尿血,小便频数,赤涩热痛,口渴心烦,舌红,脉数。

脏腑辨证:血淋不等于尿血,淋都有疼痛表现,尿血无疼痛。本方以小便淋涩不利,尿血为主要依据,病的部位在膀胱。八钢辨证:口渴,心烦,舌红,脉数为热证;热结下焦,损伤血络,破血渗于膀胱造成血淋或尿血。

【方解】

主药:生地——凉血止血,清热养阴。生地养阴,防止利尿药伤阴的弊病。

辅药:小蓟、藕节、蒲黄——凉血止血,化瘀。既止血又不留瘀。

佐药:木通、竹叶、滑石——利尿通淋,导热从小便排出体外。栀子——清泄三焦火。当归——养血活血兼祛瘀。

使药:炙甘草——缓急止痛,调和诸药。

【配伍意义】本方以凉血止血、利水通淋为法,治疗下焦瘀热,蕴结膀胱,损伤血络所致的血淋或尿血。主药生地黄配小蓟、藕节、蒲黄清热凉血止血。佐药滑石、木通、淡竹叶、栀子泻火和水通淋,当归养血活血祛瘀,共达凉血止血、利水通淋功效。血遇寒则凝,故以藕节、蒲黄止血兼以化瘀,当归辛温养血和血,以防寒凉滞血;生地黄使泻火利水不伤阴血。全方凉血止血与泻火通淋合用,以凉血止血为主,利水通淋为辅,凉止之中和血活血,通利之中又养血护阴,是则凉血止血而无留寇,泻火通淋又不伤阴。

【注意事项】本方有止血化瘀作用,止血不留瘀,用于血淋、尿血实热证。

五、胶艾汤(《金匮要略》)

【药物组成】川芎 6g、阿胶 6g、甘草 6g、艾叶 9g、当归 9g、芍药 12g、干地黄 12g。

【用法】水煎服。

【功效】养血止血,调经安胎。

【主治症候】妇女冲任虚损致崩漏下血,月经过多,淋漓不止;或产后损伤冲任下血不止,妊娠出血,腹中疼痛者。《金匮要略》说的妇人三种下血证:①妇人经水淋漓不断漏下。②流产后继续下血不止。③妊娠下血兼腹痛(中医叫胞阻)。冲为血海,任主胞胎,这三种主要病机是冲任虚损,兼证为腰酸无力,面无华,舌质淡,脉细弱。

【方解】

主药:阿胶——止血养血安胎,入肝肾经,胎产百病要药。艾叶——暖宫止血,安胎止痛,调经安胎专品。

辅药:四物汤——补血调经。当归、川芎活血,防止止血留瘀。

佐使:甘草、芍药——酸甘化阴,可以缓急止痛,还可调和诸药。

【注意事项】适于冲任虚损崩漏。血热妄行下血证不能用本方。本方加减去川芎加止血药,治功能性子宫出血,加杜仲、桑寄生治习惯性流产,加止血活血药治宫外孕。

胶艾汤 〉 冲任虚损的崩 〈 补血止血为主,安胎,可治妊娠下血胎动不安。
温经汤 〉 漏,月经不调 〈 养血祛瘀,以温养为主。

六、咳血方(《丹溪心法》)

【药物组成】山青黛、瓜蒌仁、海蛤粉、炒山栀子、诃子各等分。

【用法】水煎服。

【功效】清肝宁肺,凉血止血。

【主治症候】肝火犯肺咳血证。见咳嗽痰稠带血,咯吐不爽,心烦易怒,胸胁刺痛,面颊红赤,便秘,舌红苔黄,脉弦数。

【配伍意义】本方治疗肝火亢逆犯肺致咳血证。肝火亢逆,肺受火刑,病症在肺而病本在肝,治其本当清肝火。方中主药青黛清肝凉血;栀子泻火凉血,清心除烦,合则直折肝火,清热凉血,兼可除烦。辅药瓜蒌仁、海蛤粉清肺化痰,痰热阻肺不除,则咳嗽不减,咳血不止。金受火刑,必耗气阴,佐药诃子清降敛肺,化痰止咳,敛肺止血。全方以泻火凉肝为主,化痰止咳为辅,为止血方,但无止血药,旨在清火而不在止血。肝火清则肺自宁,痰化咳止而血止,为肺病治肝、标病治本。

【总结】

理血剂治血病,分活血祛瘀剂、止血剂。

桃核承气汤:逐瘀泄热,热与血初结于下焦的蓄血证。要点:少腹急结,小便自利,其人如狂。

补阳还五汤:补气以逐瘀,重用黄芪,其量与他药比为5:1,适于气虚无力推动血行,筋脉失养致中风后遗症。

血府逐瘀汤:升降同用,活血寓养,气血兼用,活血化瘀,行气开胸。

温经汤 ⎫
生化汤 ⎬ 妇科经产病症
失笑散 ⎭

- 温经养血祛瘀,着重于调经。
- 产后恶露不行,重用当归活血,祛瘀生新,体现了生化之法。
- 活血化瘀为主,无补益作用,用于痛经实证。

丹参饮:治胃痛,冠心病心绞痛,活血化瘀药为主,配理气药。

止血剂:

凉血止血 ⎧
- 十灰散——凉血止血,主治症候:热迫血行,上焦出血,治标。
- 咳血方——凉血止血,肺病治肝、标病治本。
- 小蓟饮子——凉血利尿通淋,适于血淋、尿血证。
- 槐花散

便血 ⎬ 凉血止血,用于风热湿毒壅于肠胃致近血的肠风证。

温补止血 ⎧
- 黄土汤 便血 温性灶心土为主,配辛热偏温药,适于脾阳不足,气不摄血证,如远血。
- 胶艾汤——妇女下血,冲任虚损,体现养血止血之法。

第十六章 消导剂

㈠定义

以消导化积药物为主,具有消食导滞和消痞化积的作用。治疗积滞痞块的方剂为消导剂。根据"坚者消之","留者攻之"的原则为立法依据,属八法中的消法(但不等于消法,消法范围很广),消导剂范围很小。

㈡适应证和分类

适于食积停滞证,嗳腐恶食,脘腹痞满,腹痛泄泻。

1.伤食初起,证尚轻者,用消导药为主,如保和丸。

2.正气虚,脾胃气虚又有食积者,用消补兼施法,枳实、半夏、厚朴和健脾消食药及白术、茯苓、麦芽等药物组成方剂,如失效丸。

㈢注意事项

1.正确使用消食剂和泻下剂,要辨明有无食积,权衡缓急轻重。和泻下(急速攻下剂)剂相区别,共同点是都能消除有形实邪,不同的是有缓急之分。泻下剂主要用于腑实便秘,大积大聚,病重势急,非攻不去者,攻下,下猛,急下,否则病重药轻,其疾难瘳,反会延误病情。若实邪渐积,积结不甚,病势缓者,妄行攻逐,则易伤正,病反深锢,应投以缓消之剂;消导剂攻下力缓,适用于饮食停聚和逐渐形成的积滞,为渐消缓散之剂。

2.方中所用的药均为消导剂(先消之品),虽较泻下剂作用缓和,但毕竟是克削之剂,中病即止,如有实邪积结,亦当审药酌量,勿用过剂,不可久用,以期消不伤正。消食剂对纯虚无积者不宜用。

3.食积和脾胃功能紧密相关,故应配伍补气健脾燥湿药。

4.积滞内停又易引起气机的不畅,气机不畅又易引起积滞,故多配伍行气药;对痞积重者,消食药不能奏效的,配伍破气药,泻下药增强攻积导滞作用。

第一节 消食导滞剂

一、保和丸(《丹溪心法》)

【药物组成】山楂 180g、神曲 60g、半夏 90g、茯苓 90g、陈皮 30g、连翘 30g、莱菔子 30g。

【用法】研末,为小丸,每服 6~9g,温开水或麦芽汤送服,亦可水煎服。

【功效】消食和胃化滞。

【主治症候】食积停滞胃脘证。胸脘痞满,腹胀痛,嗳腐吞酸,恶食呕逆或大便泄泻,舌苔厚腻,脉滑。(理中丸治的泻是大便清稀,此泻是大便奇臭难闻——伤食泻苔厚腻黄)。

【病机】饮食不节,如暴食暴饮等,多见于儿童过食,饮食内停有化热之象。饮食内停,胃失和降,正气不虚,伤食初起的实证。

【方解】

主药:山楂——消油腻肉食,又能行瘀破滞。

辅药:神曲——助酵化食,消酒食陈腐之积。莱菔子——宽畅心腹,消痰导滞,宽胸行气,有推墙倒壁之力(家有万担粮,不可吃青萝卜就白菜汤,消食)。根据伤食的不同而选择主药。

佐药:陈皮——行气化滞。半夏、茯苓——健脾燥湿和中。连翘——清热消结。

具有消食化滞和胃功能,适用于正气未虚,伤食的早期实证,治小儿疳积效果好;若有正气虚,加白术,适用于食积兼有脾虚者,如大安丸。

【配伍意义】本方适用于治食积,症候为饮食不节,暴饮暴食所致。治法消食化滞,理气和胃。主药山楂,为消诸饮食积滞,尤善消肉食油腻之积。辅药神曲消食健脾,消酒谷陈腐之积;莱菔子下气消食,善消麦面痰气之积。三药同用,可消各种饮食积滞。佐药半夏和胃止呕,陈皮理气化滞,茯苓渗湿痰,有助消积除胀之效,又利脾胃升运和降之职。食积停内,气机阻滞,易化热。张秉成说:"癥坚之处,必有伏阳。"故佐连翘清热而散结,既除"伏阳"又助消积。诸药配伍,使食积化,胃气和,气机畅,升降复,诸症皆愈。

二、健脾丸(《证治准绳》)

【药物组成】炒白术 75g、木香 22.5g、酒炒黄连 22.5g、甘草 22.5g、白茯苓 60g、人参 45g、炒神曲 30g、陈皮 30g、砂仁 30g、炒麦芽 30g、山楂 30g、山药 30g、煨肉豆蔻 30g。

【用法】研末,为小丸,每服 6~9g,亦可水煎服。

【功效】健脾消食,和胃止泻。

【主治症候】脾虚食积证。脾胃虚弱,食积内停,食少难消,脘腹痞闷,大便溏薄,苔腻微黄,脉虚弱。

【病机】脾虚停食,食积化热。

【方解】

主药:四君子汤——(人参、白术、茯苓、甘草)补气健脾为主。

辅药:三仙——消食导滞,炒神曲、炒麦芽、炒山楂。

佐药:木香、砂仁、陈皮——理气醒脾和胃。山药、肉豆蔻——健脾止泻。黄连——清热燥湿。

【配伍意义】本方针对脾弱化迟,食少难消。治以健脾消食。方中主药人参、白术、白茯苓、甘草益气健脾,以复运化。辅药山楂肉、炒神曲、炒麦芽消食化积;炒山药、煨肉豆蔻健脾止泻。佐药砂仁、木香、陈皮理气和胃,助运消痞,补涩而不壅滞;黄连,苦燥以厚肠胃。诸药合用,以补为主,补消并用,寓消于补,补而不滞,消而不伤正,共达健脾和胃、消食止泻之效。使脾胃健、升降复、气机畅、运化行,饮食正化,脘痞腹胀、食少便溏消除。

【注意事项】本方具有消补兼施的作用,消补并行,以补为主。以脾虚停食兼有湿热者为宜。

三、木香槟榔丸(《儒门事亲》)

【药物组成】木香 30g、槟榔 30g、青皮 30g、陈皮 30g、莪术 30g、黄连 30g、黄柏 90g、大黄 90g、香附子 120g、牵牛 120g。

【用法】研末,为小丸,每服 6g,日 2~3 次,生姜汤或温开水服,亦可水煎服。

【功效】行气导滞,泄热攻积。

【主治症候】积滞内停,湿蕴生热证。脘腹痞满胀痛,大便秘结或痢疾赤白,里急后重,苔黄腻,脉滑数或沉实。

【病机】饮食不节,湿热积滞内停,气机壅阻不畅。

【方解】

主药:木香——行气止痛。(既能散滞气,又能调诸气,还能和胃气)槟榔——破气导滞。

辅药:香附、青皮——行气破积,助主药行气导滞。牵牛、大黄——泄热攻积导滞。

佐药:莪术——疏肝解郁。陈皮——理气健脾燥湿。黄连、黄柏——清热燥湿。

【注意事项】由行气药、破气药和泻下药药物组成的,故行气、破气、导滞力较强,主要用于湿热积滞内停的实证(没有一味补药)。

【应用比较】

保和丸:适于正气不虚的积滞内停,伤食初起的轻证,以消导药为主要药物组成。

健脾丸:主治脾胃气虚的积滞内停证,由消导与补益药为主要药物组成。

木香槟榔丸:由行气药、破气药和泻下药药物组成的,破积导滞力较强,适用于湿热积滞内停的实证,目前临床的药物组成中又加枳壳、芒硝攻积导滞力更强。

第二节 消痞化积剂

适用于虚实夹杂的脘腹痞积证。

一、枳实消痞丸(亦称失笑丸)(《兰室秘藏》)

【药物组成】干生姜 3g、炙甘草 6g、麦芽曲 6g、白茯苓 6g、白术 6g、半夏曲 9g、人参 9g、厚朴 12g、枳实 15g、黄连 15g。

【用法】研末,为小丸,每服 6~9g,亦可水煎服。

【功效】消痞除满,健脾和胃(以消为主)。

【主治症候】脾虚气滞,寒热互结证。心下痞满,不欲饮食,食少不化,大便不调,体弱倦怠乏力,胸腹痞胀,苔腻微黄。

【病机】脾虚不运以致痰湿阻滞中焦,升降失调,寒热互阻而造成虚实夹杂证,不能单纯用补法,也不能单纯用消法,只适于消补兼施。

【方解】

主药:枳实——行气消痞(针对心下痞)。

辅药:厚朴——行气除满。

佐药:半夏——降逆散结,燥湿祛痰。黄连——清热燥湿。干生姜——辛温,温中散寒。黄连、干姜——一辛一散,一降一升,开泄除痞,加强主药作用。麦芽——消食和胃。四君子汤——行气健脾,增强消化运行能力,预防攻消之品伤正。

【配伍意义】本方主证为脾胃虚弱,复乘邪气,寒热互结,气壅湿聚,痰食交阻所致。治以行气消痞,健脾和胃,以消为主。主药枳实行气除痞,消积化痰。辅药厚朴行气降逆,化湿散满。佐药黄连清热燥湿,干姜温脾散寒。四药相合,能开心下痞结,调心下寒热。半夏、麦芽化痰散结,消食和胃,合枳实、厚朴行气化滞,除气壅湿聚,痰食交阻;四君子益气健脾,以复运化。全方苦降辛开,寒热并用,消补兼施,使寒散、热清、湿除、痰消、食化,气机畅,痞结开,运化健,心下痞满,恶食倦怠俱除。

【注意事项】本方体现补泻兼施,寒热并用,辛开苦降的配伍特点,具有消痞除满,健脾和胃功用。

【应用比较】

枳实消痞丸与健脾丸:都能消补兼施,都含有四君子汤的成分。健脾丸无枳实、厚朴的破气导滞药,治虚多实少,以虚为主,以补为主。失笑丸破气消痞力强,有黄连还有干姜,症状以升降失调,寒热互结的心下痞满为主,以消为主。

半夏泻心汤:以半夏为主,治痰气痞证。

枳实消痞丸:有消痞作用,针对食少不化,以消为主,以枳实为主药,主治症候是气机不畅的心下痞,心下痞满兼食积不化者。

二、枳实导滞丸(《内外伤辨惑论》)

【药物组成】大黄 30g、枳实 15g、炒神曲 15g、茯苓 10g、黄芩 10g、黄连 10g、白术 10g、泽泻 6g。

【用法】水煎服。

【功效】消导化积,清热祛湿。

【主治症候】湿热食积证。脘腹胀满疼痛,下痢泄泻或大便秘结,小便短赤,舌苔黄腻,脉沉有力。

三、葛花解酲汤(《内外伤辨惑论》)

【药物组成】木香 3g、人参 9g、猪苓 9g、白茯苓 6g、橘皮 6g、白术 9g、干生姜 6g、神曲 9g、泽泻 9g、青皮 6g、缩砂仁 6g、白豆蔻仁 9g、葛花 15g。

【用法】水煎服。

【功效】分消酒湿,理气健脾。

【主治症候】酒积伤脾证。眩晕呕吐,胸膈痞闷,食少体倦,小便不利,大便泄泻,舌苔腻,脉滑。

第十七章 祛湿剂

(一)定义

以祛湿药为主药物组成,具有化气、利水通淋、泄浊作用治疗湿邪的方剂为祛湿剂,以"湿淫于内,治以苦温,佐以酸淡,以苦燥之,以淡泄之"为立法依据。

(二)适应证和分类

1.适应证:适用于各种水湿病症。

湿邪分为外湿、内湿。外湿多伤人肌表、经络,临床主要特征为恶寒发热、头胀身重、肢节烦疼、面目浮肿等;内湿多见脏腑受病,主要临床表现为胸脘痞闷、呕恶泄利、黄疸淋浊、身重浮肿等。

(1)外湿证——外感六淫之湿邪,有恶寒发热的表证表现。还可见头痛,头重如裹,肢重,腰酸肌肉疼痛等症状,属肌表为病。

(2)内湿证——脾胃阳虚,不能运化水湿,不能化气行水而致水湿停滞于体内。水湿既是病理产物又是致病因子,可见脘腹痞闷,食欲不振,小便不利,下肢浮肿及腹胀腹泻,四肢沉重等症状,属脏腑为病(脾胃为主)。

(3)内外湿互见证——湿得温则化,湿邪为病,病程长,缠绵难愈者。

2.分类:分为五类。

(1)芳香化湿——具有芳香化湿,辟秽祛浊作用,适用于湿浊内盛,脾失健运证。脘腹痞满,恶心呕吐,腹胀,腹泻,食少。用藿香、白芷或苦温燥湿药——平胃散,藿香正气散等。

(2)清热祛湿剂——具有湿热两清作用,用于湿热外感内盛及湿热下注的病症。可见湿温、黄疸、热淋等。用清热利湿药,茵陈、通草加清热燥湿药,如黄连、黄芩——茵陈蒿汤、八正散、二妙散。

(3)利水渗湿剂——利水渗湿为主,用于水湿壅盛体内的癃闭、水肿,以及泄泻等病症。以"治湿不利小便非其治也"为立法依据,用利水渗湿药,如茯苓、泽泻、车前子——五苓散、猪苓汤。

(4)温化水湿——温阳化湿作用,用于湿从寒化或阳虚气不化水而引起的水肿,痰饮及寒湿脚气等证。用温养药,如桂枝、干姜和利水药组方——实脾散等。

(5)祛风胜湿剂——有祛风胜湿作用,适于风寒湿邪在表的寒热头痛、身体痛及风湿痛等痹证。"治风先治血,血行风自灭",常用祛风胜湿药和养血药为主,如防风、秦艽加当归、川芎——羌活胜湿汤。

㈢注意事项

1.湿邪为病,要注意联系脏腑进行辨证。因湿和水为同类,祛湿也包括利水。湿的代谢和肺、脾、肾最为密切,肾主水,脾运化水湿,肺通调水道,宣肃三焦,并且与膀胱都有关系,三焦决渎之官,疏通水道,膀胱州都之官,气化出焉。

2.注意辨别湿邪停留的部位和性质。湿在表、在头,用微汗法以解之;湿在内、在下则用健脾利水法;湿邪从热化,以清热化湿法;湿从寒化则以温化寒湿法。

3.湿邪重着黏腻,易阻碍气机,要配伍行气药,达到气化湿也化的目的。

4.祛湿药多为辛香温燥之品,易伤阴津,辛燥和滑利之品有损胎元,对素体阴虚及孕妇或病后体弱者均忌用。

第一节 芳香化湿剂

一、平胃散(《简要济众方》)

【药物组成】苍术 2400g、厚朴 1560g、陈皮 1560g、甘草 900g。

【用法】共为细末,每服 6~9g,生姜、大枣煮水调下或水煎服。

【功效】燥湿健脾,行气和胃,燥湿为主,祛湿为辅。

【主治症候】湿阻脾胃证。脘腹胀满,不思食,口淡无味,呕哕恶心,嗳气吞酸,四肢沉重,倦怠思卧,自利,大便泄泻,苔白腻而厚,脉缓。

【病机】湿邪困脾而致。过食生冷,寒湿之邪停滞于脾胃,先有湿而后困脾(和脾虚湿困是不同的),影响了脾胃的运化功能,则食欲不佳,为湿邪困脾阳阻碍气机而致。

【方解】

主药:苍术——归脾胃经,味辛、苦,性温燥,辛能散,温能化,燥湿力强,"苍者猛而悍,迅于除湿",故而除湿运脾。

辅药:厚朴——苦、温,燥湿散满,行气除胀,伍苍术燥湿力更强。

佐药:陈皮——苦、辛温,理气健脾。

使药:甘草——调和药性。姜、枣——调和脾胃。

【配伍意义】本方是治疗湿滞脾胃之主方。湿浊内盛,阻滞气机,困遏脾胃,脾失升运,胃失和降,见脘腹胀满、食少无味、呕恶嗳气吞酸诸症。"脾升则健,胃降则和"。方中重用苍术为主药,燥湿运脾。辅药厚朴,行气化湿,散满除胀。佐药陈皮,理气化滞,健脾和胃。使药甘草和中调药。煎加生姜、大枣调和脾胃,鼓舞运化。诸药相合,以燥湿行气运脾为主,兼以扶正,共成燥湿运脾、行气和胃之功,化湿浊,畅气机,脾复健运,胃气和降,诸症皆除。

【临床运用】重点在于燥湿,药物性偏温燥,适于寒湿困脾实证。以脘腹胀满、苔白腻为辨证要点。

加藿香、半夏——不换金正气散,多了芳香化湿降逆止呕之力,用于湿困脾胃兼有表证者。

加木香、砂仁——香砂平胃散,对脾虚伤食,恶心呕吐效果好。

加二陈汤——陈平汤,对湿邪内盛又有痰湿内停证有效。

加小柴胡汤——柴平汤,有和解少阳、燥湿健脾之功,主治症候肢冷、湿证,寒多热少,见身痛,手足沉重等症状。

加三仙——楂曲平胃散,用于湿邪内盛兼有饮食停滞证,为除湿和消导并用的配伍方法。

加厚朴、芒硝——可治死产。

【临床运用】平胃散是一个调胃的基础方,以舌苔白腻而厚或白滑,脉象濡滑或沉滑为依据;或去甘草,大枣随证加减,可治疗急慢性胃炎,消化性溃疡,急性肠炎,肝炎,胆囊炎。

【注意事项】苦、辛,温燥,易伤阴耗血,阴血虚者慎用。

二、藿香正气散(《太平惠民和剂局方》)

【药物组成】藿香 90g、大腹皮 30g、白芷 30g、紫苏叶 30g、茯苓 30g、半夏曲 60g、白术 60g、陈皮 60g、厚朴 60g、桔梗 60g、甘草 75g、生姜 3 片、大枣 1 枚。

【用法】可为丸散或汤剂,武火急煎,减少芳香的挥发。

【功效】解表化湿,理气和中。化湿力强为主。

【主治症候】外感风寒,内伤湿滞证。有表证见恶寒发热,又有内伤湿滞胸膈,见胸膈满闷、头痛、霍乱吐泻、脘腹疼痛、苔白腻、脉濡而缓。

【病机】外感风寒,内伤湿浊,中焦失运而致。

【方解】

主药:藿香——辛甘温,入肺、脾、胃三经。辛散风寒以解表,温化水湿治里,甘能悦脾和中,芳香可辟秽止呕,发散辟秽,化湿理脾,针对外感风寒内伤湿滞而设。

辅药:厚朴、大腹皮——行气化湿消满。陈皮、半夏曲——理气降逆、燥湿运脾。紫苏叶、白芷、桔梗——解表散寒,助主药外解表邪。

佐药:茯苓、白术——健脾祛湿,促进正气恢复。

使药:甘草、生姜、大枣——调和脾胃。

既体现了藿香、紫苏叶、白芷解表和厚朴、大腹皮疏里的表里两解法,又体现了用藿香、紫苏叶、白芷、厚朴、陈皮——化浊祛邪(表湿二邪),和茯苓、白术、炙甘草的健脾扶正药相结合的扶正祛邪法,化湿作用远远超过了解表作用,化湿力强。

【配伍意义】本方治疗外感风寒,内伤湿滞所致症候。风寒外束,卫阳被郁;湿浊中阻,困遏脾胃。治以解表化湿,理气和中。方中主药藿香,解表散寒,化湿辟秽,醒脾悦胃,和中止呕。辅药陈皮、半夏曲化湿降逆而止呕;白术、茯苓健脾祛湿止泻,助藿香畅中化湿和中。佐药紫苏叶、白芷助藿香疏风散寒以解表;厚朴、大腹皮理气行滞而除满;桔梗开宣肺气,既解表,又化湿。使药生姜、大枣、甘草调和脾胃,鼓舞运化;甘草,兼和诸药。全方升降并用,邪正兼顾,表里双解。散风寒,化湿浊,升清降浊,宣畅气机,诸症自除。

【临床运用】虽治外感风寒,内伤湿滞,但以内伤湿滞为主。临床以脘腹痞闷,舌苔白腻,脉濡缓为主,常用于胃肠型感冒,急性胃肠炎及对感受山峦瘴气证,不服水土证均可用。对妊娠恶阻有湿浊中阻证疗效很好,后世吴塘对正气散进行了灵活多样的加减,独创了五个加减正气散,也能用于湿温证。

【注意事项】本方辛香温燥,对实热及阴虚火旺者禁用。

【应用比较】和平胃散比较,都有祛湿和中作用,都可治水湿停中焦证。平胃散燥湿力强,以湿困脾胃证为主,无解表药。藿香正气散不但能化湿,且兼有解表之效,主用于外感风寒证又有内伤湿滞里证。

第二节 清热祛湿剂

适用于湿热外感,湿热内盛,湿热下注证。

一、茵陈蒿汤(《伤寒论》)

【药物组成】茵陈 30g、栀子 15g、大黄 10g。

【用法】先煎茵陈,后入栀子、大黄。现在有药厂把该药制成丸剂,也有用本方加减制成合剂,也有制成注射剂(茵栀黄注射液)。

【功效】清热利湿退黄。

【主治症候】湿热黄疸证。表现身面目俱黄为主,黄色鲜明如橘色,腹部微满,口渴,小便不利(小便少,色黄赤,短涩),发热无汗或有汗只限于头部(但头汗出,剂颈而还),不欲饮食,呕吐恶心,舌苔黄腻,脉滑数或沉迟。

黄疸有阴黄和阳黄之分,本方治阳黄。方歌为:茵陈蒿汤治疸黄,阴阳寒热细审详,阳黄大黄栀子入,阴黄附子与干姜。

阳黄证发生是由湿热内蕴造成的,无汗则热不能随汗散于外,小便不利则湿邪又不能从小便排出体外,湿和热互相凝结于脾胃,熏蒸于肝胆,使胆汁外泄,溢于肌肤而发黄。

【病机】湿热内蕴。

【方解】

主药:茵陈——苦寒,入脾、胃、肝、胆经,善清利湿热,有除湿退黄功效,是治湿热黄疸特效药,现在研究有显著利胆作用。

辅药:栀子——苦寒,入三焦经,清热燥湿,使湿热从小便排出体外。

佐药:大黄——苦寒,导热以下行,有通腑作用,畅通胆管。

本方用于腹满便秘,无腹满便秘也可用其导热下行,本方具有清、利、下三方面的功效。茵陈配栀子可使湿热从小便走,三药组合可使湿热从二便分消,本方经实验具有解热和降低血中胆红素的作用。

【配伍意义】本方治疗湿热内郁所致症候。治以清热利湿退黄。方中主药茵陈蒿,清热利湿,醒脾化湿,利胆退黄,为治黄疸之要药。辅药栀子通利三焦,清热降火而利小便。佐药大黄通畅腑气,分利二便而泄瘀热。三药配伍,利湿与泄热并济,通利二便,分消湿热,黄疸自退。

【临床运用】本方是治阳黄的主方。辨证要点:周身面目发黄,黄色鲜明,小便不利,舌苔黄腻,脉滑数,特别是巩膜黄染为阳黄重要指征。阳黄证常根据湿和热偏重不同,运用时灵活掌握,茵陈蒿汤治湿热并重型。注意加减:如兼寒热往来加柴胡、黄芩;小便短赤加木通、车前子、泽泻;呕吐加半夏、竹茹、生姜;兼食欲不振加山楂、神曲、麦芽;口干烦渴加天花粉、知母;如湿重于热合入五苓散;如热偏重的加三黄泻心汤,大黄、黄连、黄芩。常用茵陈蒿汤治急性黄疸型肝炎、胆囊炎,属阳黄的胆石症。据报道本方还有利胆护肝作用,有报道茵陈蒿汤去栀子加乌梅治胆道蛔虫病比乌梅丸疗效理想。

【注意事项】本方适于湿热并重证。湿重于热者不宜使用。

二、三仁汤(《温病条辨》)

【药物组成】杏仁 15g、飞滑石 18g、白通草 6g、白蔻仁 6g、竹叶6g、厚朴 6g、生薏苡仁 18g、半夏 15g。

【用法】水煎服。

【功效】宣畅气机,清利湿热。

【主治症候】湿温初起及暑温夹湿之湿重于热证。见头痛,恶寒,身重疼痛,面色淡黄不红,胸闷不饥,身热不扬,午后热甚,苔白不渴,脉弦细而濡。

【病机】夏季感受湿热之邪,影响脾胃运化功能,脾湿内生,是由内外合邪而致。湿邪在表见头痛恶寒,身重疼痛;湿热合邪(外感内湿),湿热阻于里,如裹于里不能透达,虽然身热但面黄不明显;湿温的特点是按其皮肤,初摸不热,摸久灼手,中医叫身热不扬;苔白不渴,脉濡说明湿重于热,偏重于湿。本方所治为湿热郁阻,表里同病。

【方解】

主药:杏仁——苦温,入肺经,宣降肺气,以通调水道(肺为水之上源,肺主一身之气),宣化在上之湿。白蔻仁——芳香,苦辛,入中焦,有芳香化浊,宣畅中焦的作用,用其运化中焦之湿。薏苡仁——甘淡,疏导下焦,清利湿热,渗利在下之湿。

三仁合用通利上、中、下三焦之湿,宣上、畅中、渗下,使体内湿热从三焦分消,采用分消上下之湿的治法。

辅佐:半夏、厚朴——苦温燥湿,行气散满,协助蔻仁化浊燥湿。滑石、通草、竹叶——淡渗湿热,协助苡仁甘淡渗湿。

【配伍意义】湿温是于夏秋之交雨湿季节发生的一种湿热病症。吴瑭:"长夏初秋,湿中生热,即暑病之偏于湿者。"本方治湿温初起,湿重热轻,留连气分,弥漫上下,郁阻表里。证是湿热合邪,湿重热轻,热在湿中,湿邪不去,热证不清,治当主以宣化祛湿,兼以清热。故方用三仁合用为主药,杏仁开上以宣利肺气,蔻仁畅中以芳香醒脾,苡仁疏下以甘淡渗利,调畅气机,疏利三焦,化湿利湿。辅药滑石、通草、竹叶清热利湿,合苡仁疏利下焦,祛湿兼以清热。佐药厚朴行气散满,半夏降逆和胃,助蔻仁畅中化湿。八药配伍,共达宣畅气机、清利湿热,宣畅气机、通利三焦,分消湿热,诸症自除。

【注意事项】吴鞠通对本方提出三点告诫:一是不能因本病症有头痛恶寒就认为是伤寒,误用汗法,但脉象不浮,反而弦细濡,是表有湿的脉象,绝对不能用麻黄、桂枝,否则更助热邪。二是本方治的病症有胸闷不饥,不要误认为停滞,不能用攻下之品,若错用下法损伤脾阳,则造成泻下不止易伤阴。三是本病在午后身热,不要误以为阴虚,误用柔药以润之,易助湿,使湿邪胶着。故本证是忌汗、下、柔润三法,治疗本证是用芳香苦辛、清宣淡渗法,来宣畅气机,清利湿热。

三、八正散(《太平惠民和剂局方》)

【药物组成】车前子 500g、瞿麦 500g、萹蓄 500g、滑石 500g、山栀子 500g、炙甘草 500g、木通 500g、煨大黄 500g、灯芯草 500g。

【用法】原方为散剂,每服 9g,亦可按比例酌减水煎服。

【功效】清热泻火,利水通淋。

【主治症候】湿热下注的热淋和石淋证。见尿频浑赤涩痛,淋漓不畅,溲如砂石或癃闭不通,小腹胀满,口燥咽干,舌质红,苔黄腻,脉滑数。酌情化裁。可用于治疗血淋。

病机:湿热下注,蕴结于膀胱,使尿液中杂质结为砂石,故见涩痛,淋漓,小便不通,以致口燥咽干,舌质红为热的表现。

【方解】

主药:萹蓄、瞿麦、木通、车前子、滑石——清热利湿,通淋利窍作用,针对主证而选用的,作为方中的主要成分。

辅药:栀子——苦寒,清泄三焦湿热。大黄——泄热降火。灯芯草——导热下行。甘草——甘缓和中,可防止以上药性寒伤胃,还可调和药性,和滑石配为六一散,清心利小便。

【临床运用】

治血淋应加清热凉血药,如白茅根、小蓟、生地榆炭。

治石淋再加金钱草、海金沙、琥珀、冬葵子。

热毒盛,高热,小便淋漓涩痛加清热解毒药,如金银花、野菊花、蒲公英,地丁。

目前常用本方治泌尿系感染、泌尿系结石。岳美中说:"结石进入输尿管时加重利水通淋之力,以使结石迅速排出体外。"本方可治前列腺炎及手术后尿潴留。

本方是治热淋的常用方,见尿少色黄,尿频急,尿疼,舌红苔黄,脉数都可使用。

【注意事项】淋证日久,孕妇,体虚者慎用。

四、二妙散(《丹溪心法》)

【药物组成】炒黄柏、苍术各等分。

【用法】散剂,每服 9g,亦可水煎服。

【功效】清热燥湿。

【主治症候】湿热下注的痿证。湿热带下,身体下部湿疮、湿疹,两足痿软无力,筋骨疼痛,足膝红肿热痛,小便短黄,苔黄腻,脉数或滑数。痿证,张炳诚认为"痿者萎也",有软弱不振之象,其病筋脉弛张(只伸而不能屈),足不任地,步履歪斜。张炳诚认为是湿热不攘(不消除),蕴留经络之中而造成的,总的是湿热在体内不除,流注关节,使气血运行不畅,不通则痛。

【病机】湿热下注。

【方解】

苍术——辛苦温,芳香而燥,燥湿健脾。张炳诚说:"直达中州。"

黄柏——味苦性寒,苦又能燥湿,寒清热,入肝肾,直清下焦热,两药合用,清热燥湿力更强。

【注意事项】肺热熏蒸,肝肾亏虚的痿证不能用。

【临床运用】加牛膝叫三妙丸,加苡仁为四妙丸,三妙丸既能通筋脉又引药下行;如治湿热带下加芡实燥湿,加白果止带效更好;如二妙散加槟榔为三妙散,注意三妙丸不是三妙散,要区别之。

五、甘露消毒丹(《医效秘传》)

【药物组成】飞滑石 240g、绵茵陈 320g、淡黄芩 300g、石菖蒲 180g、川贝母 150g、木通 150g、藿香 120g、连翘 120g、白豆蔻 120g、薄荷 120g、射干 120g。

【用法】丸散剂,每服 9g,亦可水煎服。

【功效】利湿化浊,清热解毒。

【主治症候】湿温时疫,邪入气分,温热并重证。见发热倦怠,胸闷腹胀,肢酸咽痛,颐肿口渴,身目发黄,尿赤淋浊,便秘,吐泻,舌苔或淡白或厚腻或干黄,脉濡数或滑数。

六、连朴饮(《霍乱论》)

【药物组成】制厚朴 6g、炒川连 3g、石菖蒲 3g、制半夏 3g、香豉 9g、焦栀 9g、芦根 60g。

【用法】水煎服。

【功效】清热化湿,理气相中。

【主治症候】温热霍乱。上吐下泻,胸脘痞闷,心烦躁扰,小便短赤,舌苔黄腻,脉滑数。

七、当归拈痛汤(《医学启源》)

【药物组成】羌活 25g、防风 10g、升麻 3g、葛根 6g、白术 3g、苍术 9g、当归身 9g、人参 6g、甘草 15g、苦参 6g、黄芩 3g、知母 9g、茵陈 15g、猪苓 9g、泽泻 9g。

【用法】水煎服。

【功效】利湿清热,疏风止痛。

【主治症候】外受风邪,湿热相搏证。肢节烦痛,肩背沉重,胸膈不利,周身酸痛,足胫肿痛不可忍,苔腻微黄,脉弦数。

第三节 利水渗湿剂

一、五苓散(《伤寒论》)

【药物组成】猪苓 9g、泽泻 15g、白术 9g、茯苓 9g、桂枝 6g。

【用法】水煎服。

【功效】温阳利水渗湿为主,兼以化气解表。

【主治症候】

下焦蓄水证。头痛发热,烦渴欲饮或水入即呕,小便不利,舌苔白,脉浮。

1.外有表证,内有水湿。见发热,头痛,脉浮,烦渴欲饮,水入即吐,小便不利。

2.水湿内停的水肿,泄泻,小便不利及霍乱吐泻等证。

3.痰饮证。脐下动悸,头眩,短气,咳嗽,苔白滑,脉弦。

此外,也用治水湿内停所致的水肿、泄泻、小便不利、霍乱、痰饮等。

【病机】太阳表证未解,入太阳膀胱之腑,致气化不利,故属太阳经腑同病(表里同病),气化不利故小便不利;气化不利水不化津,津液不能输布故烦渴欲饮;水气内停不得输布故水入即吐。故病机是水蓄膀胱,气化不利。

【方解】

主药:泽泻——利水渗湿,甘淡,性寒,入肾及膀胱经。

辅药:猪苓、茯苓——淡渗利湿,通调水道,下输膀胱,助泽泻利水。

佐药:白术——健脾燥湿,与茯苓合用健脾利水。桂枝——辛温,温阳化气,兼疏散表邪治表证。

【配伍意义】原《伤寒论》用本方治疗太阳表邪未解,内传太阳之腑,膀胱气化不利,太阳经腑同病的蓄水证。治法为利水渗湿,温阳化气,兼解其表。方中重用泽泻为主药直达下焦膀胱,利水渗湿。辅药茯苓、猪苓淡渗利水,以助泽泻渗泄之力。佐药白术健脾助运,扶土制水;桂枝温阳化气,兼解表邪。五药共用,解表邪,气化行,水道畅,使下焦蓄水自去,诸症祛除。

本方的辨证关键是小便不利,即"治湿不利小便非其治也",故为利水基础方。本方加味可演变出很多方剂。

五苓散合平胃散为胃苓汤,功效为健脾和中化湿,治寒湿困脾泄泻不止,小便不利证。治泄泻利小便以实大便,湿盛泻往往用利小便的药物,实际是燥湿和利湿相配伍的方法。

五苓散加茵陈为茵陈五苓散,治湿热黄疸偏于湿重者。

五苓散加人参、柴胡、麦门冬,把桂枝改肉桂叫春泽煎,适于老年人中气不足而表现的小便不利。

五苓散加石膏、滑石、寒水石叫桂苓甘露饮,适于夏季感受暑湿之邪的烦渴欲饮,舌红心烦。现常用于治肾炎,心源性浮肿,肝硬化浮肿及急性肠炎水泻等病症。

本方可治疗由体内水湿壅盛引起的癫痫证,如小儿面色黧黑(水之色),舌体胖,苔白滑,脉沉滑,犯病之前心里难受,头晕,突然昏倒,问诊小便不利,属水邪内犯蒙蔽清阳所致者。

二、猪苓汤(《伤寒论》)

【药物组成】猪苓 9g、茯苓 9g、泽泻 9g、阿胶 9g、滑石 9g。

【用法】水煎服。

【功效】养阴,清热,利水。

【主治症候】水热互结证。以见小便不利为主(可包含尿道涩痛,小便带血),可兼见发热,口渴欲饮,心烦不得眠,咳嗽,呕恶,下利,舌质红,苔白滑,脉弦细而数。

亦可用治血淋,小便涩痛,点滴难出,小腹满痛者。

【方解】

主药:猪苓——淡渗利水。

辅药:茯苓、泽泻——利水渗湿,渗利小便,茯苓兼宁心安神,泽泻性寒能泄热。

佐药:滑石——甘寒,滑利,引热下行。阿胶——血肉有情之品,滋真阴,养血,止血,治小便带血,虚烦心悸等证也照顾到,还可防止止血药伤阴太过。

【配伍意义】《伤寒论》用本方治阳明病误下,伤津、水热互结;或少阴阴虚有热,兼有水气。《金匮要略》主治水热互结,郁热伤津。治以利水、养阴、清热相顾。猪苓、茯苓淡渗利湿,泽泻、滑石祛湿兼清热,合而除内停水热。阿胶滋阴养血润燥,育已伤之阴,又防止渗利伤阴。诸药配伍,除水热、不伤阴,使水去、热清、津(阴)复,使小便不利、发热、口渴诸症自除。

本方配伍特点:利水和养阴药相配伍,利水不伤阴,滋阴不碍邪,导热下行。

【注意事项】运用原则以小便不利为主,又兼口渴,心烦,不寐的邪热伤阴证才用猪苓汤。猪苓汤加女贞子、旱莲草(二至丸)、三七粉治肾盂肾炎见血尿者效果好。

【应用比较】

五苓散 猪苓汤	小便不利 泽泻、猪苓,茯苓	主治症候膀胱蓄水,气化不行致小便不利,兼水肿泄泻。通阳化气利水。
		主治症候阴虚水热互结的小便不利,兼口渴,心烦不寐的阴虚有热证,滋阴清热以利水,配滑石、阿胶。

真武汤:病机为肾阳虚衰,不能温阳化水而致小便不利。治以温阳利水,用温热药。而猪苓汤主治症候是阴虚水热互结的小便不利,故两方的鉴别主要是阳虚有寒,阴虚有热。

三、五皮饮(《华氏中藏经》)

【药物组成】生姜皮 9g、桑白皮 9g、陈橘皮 9g、大腹皮 9g、茯苓皮 9g。

【用法】水煎服。

【功效】利湿消肿,理气健脾兼治肺。

【主治症候】脾虚湿盛,气滞水泛之皮水证。症见一身悉肿,皮色光亮,肢体沉重,脘腹胀满,上气喘急,小便不利,苔白腻,脉沉缓者。可治妊娠水肿,由脾虚湿盛、气滞水行而造成者;脾虚不运,水湿内停,泛于肌肤,水湿内停,气机不畅故脘腹胀满;水上犯于肺影响肺宣降功能故上气喘急。病位主要在于脾,以脾为主。

【方解】

主药:茯苓皮——利水消肿。

辅药:陈橘皮、大腹皮——利水理气除湿,消胀除满。

佐药:生姜皮——理气健脾燥湿。桑白皮——泄肺利水。

【注意事项】病在皮,以皮行皮之意,药性辛散,入脾肺二经,根源主要在脾。

【临床运用】五皮饮去桑白皮加白术叫金生白术散,治妊娠水肿效好。五皮饮加五苓散或胃苓汤治心脏性水肿,肝硬化水肿疗效好,可加活血化瘀药。

四、防己黄芪汤(《金匮要略》)

【药物组成】防己 12g、黄芪 15g、甘草 6g、白术 9g、生姜 4 片、大枣 1 枚。

【用法】水煎服。

【功效】益气祛风,健脾利水。

【主治症候】表虚不固之风水或风湿证。汗出恶风,身重,小便不利,舌淡苔白,脉浮。

【配伍意义】本方主治表虚不固,外受风邪所致之风水、风湿症候。邪客在表,法当汗解,表邪不解则肺卫不宣,水湿不去。因卫虚不固,又不可过于发汗,过于发汗愈虚其表。治应邪正兼顾,益气固表与祛风行水并用。方中防己祛风行水;黄芪益气固表,兼能行水为主药。合用能益气固表,祛风行水,祛邪不伤正,固表不留邪。辅药白术益气健脾,培土制水,能助防己祛湿,又助黄芪固表。炒甘草益气护中,助芪、术益气固表实卫,又缓防己苦寒伤胃;煎加姜、枣鼓舞脾胃,调和营卫,共为佐使。诸药伍用,标本兼顾,相得益彰。脾健表固,水道通调,祛风湿,除诸症。

第四节 温化水湿剂

温阳化气以利水,适于阳虚水湿不化证。

一、苓桂术甘汤(《金匮要略》)

【药物组成】茯苓 12g、桂枝 9g、白术 6g、甘草 6g。

【用法】水煎服。

【功效】温化痰饮,健脾渗湿。

【主治症候】中阳不足之痰饮证。胸胁胀满,头晕目眩心悸,短气咳嗽,苔水滑或白滑,脉弦滑或沉紧。《伤寒论》中用此方是太阳病误治损伤脾阳而见心下逆满,气上冲胸,起则头眩,脉沉紧,故本方治脾阳不足水停胸满;上凌心肺则咳嗽,短气。本证主要病机是脾阳不足水饮内停。

【方解】

主药:茯苓——淡渗利湿,使湿从小便渗利,补脾健脾(培土筑堤防水泛),入心经宁心安神定悸。

辅药:桂枝——辛、甘,温。温阳化气,合茯苓渗利水湿,温化水饮。桂枝配茯苓为通阳利水要药。

佐药:白术——健脾燥湿,配茯苓为健脾利湿要药;白术配桂枝使白术温润力量更强。脾健则制水。

使药:炙甘草——和桂枝配辛、甘化阳,加强温阳化气力量;炙甘草和白术、茯苓配补脾,健脾,杜绝脾为生痰之源。

本方体现了"病痰饮者当以温药和之"。

【配伍意义】本方治疗主证为中阳不足,饮停心下。《金匮要略》:"病痰饮者,当以温药和之";"短气有微饮,当从小便去之"。主药茯苓,健脾渗湿。辅药桂枝,温阳化气。佐药白术,健脾燥湿。使药炙甘草,益气和中。茯苓配桂枝,温阳利水;茯苓配白术,健脾利水;桂枝配白术,温中运脾;白术配炙甘草,培土制水。四药相配,聚渗利、温化、运脾功用,使已停痰饮由温化渗利而去,未聚水湿因阳复脾健而不再生,饮停诸症俱除。

【临床运用】本方为温阳化水代表方,痰饮名方。对阳虚水气不化,脾失健运的痰饮内停证都可用苓桂术甘汤治之。临床上以心悸、目眩,苔水滑,脉沉滑或滑紧,面有水色(指面色黧黑或有水斑"鼻梁两颧有斑")为辨证要点。

兼咯痰,湿(稀)色白,加陈皮、半夏;见头晕目眩加泽泻;兼烦躁加龙骨、牡蛎;兼肾阳虚加肉桂。此方加减可治慢性气管炎、支气管哮喘、肾炎所致水肿;也可治五官科病症,如由脾阳虚水饮内停的目生云翳。

【注意事项】只适于阳虚的痰饮证,阴虚火旺禁用。

【应用比较】

五苓散:病机为膀胱气化不利,导致太阳蓄水证,水停膀胱,以小便不利为主证。以利水渗湿为治则,淡渗利水功效强于苓桂术甘汤。

苓桂术甘汤:病机为脾阳不足的痰饮证,主证为胸胁胀满,可见心悸、目眩、短气、咳嗽。治疗重点为健脾渗湿化痰饮,甘草和桂枝配伍辛甘化阳,故温阳化气之力大于五苓散。

二、实脾散(《重订严氏济生方》)

【药物组成】厚朴 6g、白术 6g、木瓜 6g、木香 6g、草果仁 6g、大腹子(槟榔)6g、炮附子 6g、白茯苓 6g、干姜 6g、甘草 3g、生姜 5 片、大枣 1 枚。

【用法】水煎服。

【功效】温脾暖肾,行气利水。

【主治症候】脾肾阳虚水气内停之肿证(阴水证)。见肢体浮肿,以下半身肿明显,胸腹胀满,身重,食欲不振,口不渴,手足不温的阳虚证,小便少,大便溏薄,舌淡苔白厚腻,脉沉迟或沉细。脾肾阳虚,水湿内停,故属里虚寒证。

【方解】

主药:附子——温肾阳。干姜——温补脾肾之阳,以温脾阳为主,化气利水。

辅药:白术、茯苓——补气健脾渗湿。

佐药:厚朴、木香、槟榔——行气以化湿。草果——辛热温燥,协助干姜附子温中健脾作用。木瓜——味酸,和胃化湿、利水。酸入肝经防止脾虚木克土之局面。

使药:生姜、大枣、甘草——益脾胃温中,甘草又能调和诸药。

【配伍意义】水肿分阳水、阴水。本方为治疗脾阳不足所致的阴水。脾阳不足,久必及肾,因脾失升运,土不制水,水湿泛溢;又因气化不行,水气内停,故水肿身重,尤以下半身肿甚。治疗温阳健脾,行气利水。方中主药炮附子、干姜温补脾肾之阳,化气利水。辅药白术、茯苓补气健脾渗湿,培士制水。佐药厚朴、木香、大腹子(槟榔)、木瓜、草果仁行气除满,利水消肿;木瓜和胃化湿。使药生姜、大枣、益脾胃温中,炙甘草又能调和诸药。诸药合用,使脾阳复健,气畅水行,水肿腹胀、身重食欲不振、手足不温、大便溏薄诸症消除。

本方集温阳、健脾、行气、利水四法,利水药少,脾肾同治,尤以温脾健运之功偏著，着重注意脾肾功能，体现治病求本的原则和"脾实则水治"之意,故名"实脾"。

【临床运用】以全身浮肿,腹胀,食欲不振,尿少,便溏,舌淡苔腻脉沉迟为辨证要点(必须具备里虚寒证)。本方温阳行气力强,扶正力弱,有人用本方加减治肝硬化腹水加党参、泽泻、陈皮,后用四君子汤调理之。

【应用比较】

五皮散:主治症候皮肿证。以脾虚为主,涉及到肺,而且水停部位在于皮肤,以皮色光亮为特点,治法以利水为主。

实脾散:脾肾两虚,水停于体内,肿以下半身为其特点,治法以温阳健脾为主。

三、真武汤(《伤寒论》)

【药物组成】茯苓 9g、芍药 9g、白术 6g、生姜 9g、附子 9g。

【用法】水煎服。

【功效】温阳,利水。

【主治症候】阳虚水泛证。小便不利,四肢沉重疼痛,腹痛下利,或咳或呕,苔白不渴,脉沉。

亦治太阳病发汗太过,其人仍发热,心下悸,头眩,身𝑚动,振振欲擗地者。

【配伍意义】本方治疗肾阳虚衰,水气泛溢所致症候。治以温阳利水。方中附子为主药,温壮肾阳,使水有所主。辅以茯苓渗湿利水,白术健脾燥湿,使水有所制。佐药生姜能助附子温阳散寒,又能宣散水气;白芍既利小便而行水气,又益阴缓急而止腹痛,还能敛阴舒筋以解筋肉𝑚动,并可防温燥辛散渗利伤阴,以利于久服缓治。诸药合用,温肾散寒,助阳化气,健脾利水,共达温阳利水目的。

本方配伍特点:在温阳宣散渗利药中佐酸敛益阴护阴之品,使阳复、脾运、水行而不伤真阴,益阴、敛阴又不助邪,有兼及阴阳之妙。

【应用比较】

真武汤与苓桂术甘汤均治疗阳虚水停证,主要区别是:真武汤证病变在肾累及于脾,阳不足症状明显,病情较重;苓桂术甘汤证病变重点在脾,波及心肺,以水气上冲心肺症状多见,病情较轻。

四、萆薢分清饮(《杨氏家藏方》)

【药物组成】益智仁 9g、川萆薢 12g、石菖蒲 9g、乌药(一方加茯苓、甘草)9g。

【用法】水煎服。

【功效】温肾利湿,分清化浊。

【主治症候】下焦虚寒致膏淋、白浊。小便频数,白如米泔,凝如膏糊,舌淡苔白,脉沉。

第五节 祛风胜湿剂

适于风寒湿邪在表及侵袭到筋骨,经脉的痹证。

一、羌活胜湿汤(《脾胃论》)

【药物组成】羌活 6g、独活 6g、藁本 4g、防风 4g、炙甘草 4g、川芎 4g、蔓荆子 2g。

【用法】水煎服。

【功效】祛风胜湿止痛,发汗解表。风药(除甘草外)药物组成,体现风能胜湿。

【主治症候】痹证风湿在表证。以肩背痛不可回顾,头身重疼,腰背痛而重,全身痛,难以转侧,恶寒发热,舌苔白脉浮。是汗出受风或久处潮湿环境或风和湿合伤人体肌表腠理所致,风为阳邪向上、向外,湿邪重浊黏腻,为病有重浊的特点。病机为风湿在表。

【方解】

主药:羌活——治上焦风湿。独活——治下焦风湿,散周身风湿,疏利关节而止痛。

辅药:防风——解表发汗,祛风胜湿。藁本——发表,散风寒湿邪。协助羌活、独活发汗止痛,去肌表之湿。

佐药:川芎——活血止痛搜风。蔓荆子——升散上部风湿,而止头痛。

使药:炙甘草——调和药性。

本方用量轻,目的是微微发汗,使湿从汗而解,故注意微汗出。

【注意事项】治风湿在表,伤风头痛效果也好,偏于辛、温升散,对于风湿热及素体阴虚者慎用。

二、独活寄生汤(《备急千金要方》)

【药物组成】独活 9g、桑寄生 18g、杜仲 9g、牛膝 9g、细辛 3g、秦艽 9g、茯苓 12g、肉桂心 1.5g、防风 9g、川芎 6g、人参 6g、甘草 6g、当归 12g、芍药 9g、干地黄 15g。

【用法】水煎服。

【功效】祛风湿,止痹痛,益肝肾,补气血。

【主治症候】痹证日久,肝肾两亏,气血不足证。腰膝冷痛,肢节屈伸不利,麻木不仁,怕冷(畏寒)喜温,心悸气短,舌淡苔白,脉象细弱(痹证,风寒湿三气杂至合而为痹)。亦可用于癫狂。

【方解】

主药:独活——祛邪,针对病因。

辅药:秦艽、防风——祛全身风寒湿邪。细辛、桂枝——搜风散寒,温通血脉和甘草配辛甘化阳。

佐药:桑寄生、牛膝、杜仲、地黄——补肝肾、强筋骨。川芎、当归、白芍——养血和血。党参、茯苓、甘草——补脾益气。

使药:甘草——调和诸药。

【本方特点】重用补肝肾,益气血药,"邪之所奏,其气必虚",正气存于内则祛风时也不致伤正,配活血药目的是使气血通畅,血行风自灭也。腰为肾之府,膝为筋之府,阴邪闭阻筋脉关节使气血运行不畅,见腰膝冷痛,怕冷,喜温;气血不足不能濡养筋脉则麻木不仁;舌质淡,脉细弱为正气虚弱,为风寒湿邪侵袭造成的。

第十八章 润燥剂

(一)定义

以苦、辛、温润或甘、凉、滋润药为主药物组成,具有清宣燥邪,滋养润燥作用,用以治疗燥证的方剂为润燥剂。《素问·至真要大论》:"燥淫于内,治以苦温,佐以甘辛",及"燥者润之,燥者濡之"的理论,用于燥证。

(二)分类和适应证

适于燥证,感受燥邪,以津液亏耗为主要临床表现,具体可见皮肤干燥,皲裂,大便干,小便短少,干咳少痰,口渴,心烦等症状和体征。《素问·阴阳应象大论》:"燥盛则干。"概括了燥证的特点。

燥证又有内、外之分,外燥治以清宣外燥,内燥滋润为主。故治燥剂又分以下两类:

1.清宣外燥剂:适用于外感燥邪引起的病症。燥为秋季之气,秋天有初秋和深秋不同,气温也有温、凉之别。初秋久晴少雨,深秋季节气温偏凉,感受燥邪为外感凉燥证,见身热,微恶风寒,头痛,少汗,干咳少痰或气逆喘急,心烦,口渴,舌边尖红,治以清燥润肺法,用辛凉宣肺药如桑叶、枇杷叶和润肺生津药组合成方,如沙参、麦冬,代表方桑杏汤、清燥救肺汤。外感温燥多在秋末,见发热恶寒,头痛,无汗,口干咽燥,咳嗽,鼻塞,苔薄白舌干。治法:以清宣肺燥,清宣达表法,苏叶、前胡和宣肺止咳药杏仁、桔梗,如杏苏散。

外感温燥与外感凉燥与外感风热及外感风寒有相似之处,但不同点是燥有津伤症候。

2.滋润内燥剂:适于各种津液亏伤引起的燥热证。高热,汗出多或误下伤阴而致。内燥根据人体部位不同又分为上、中、下燥,上燥在肺,为肺燥伤阴,以干咳或少痰,鼻燥咽燥或咯血,甚至气逆而喘、声音嘶哑为临床主要特征,治宜清燥润肺法。中燥在胃,为津伤胃燥,胃热阴伤证,见发热易饥,胃中嘈杂,口渴喜饮,燥渴不解,呕逆、噎膈反胃食不下为临床主要表现,治以养胃生津。下燥主要在肾,多为阴伤肾燥或津枯肠燥,见消渴、咽干、面赤烦躁、形疲色瘁、腰腿酸软、津枯便秘,以至于秘结不通为临床主要表现,治宜养阴滋肾法,用玄参、生地、麦冬、百合等养阴生津,甘寒滋润药治疗。

（三）注意事项

辨清外燥、内燥,临床上内外燥症状可互见,应分清主次,治宜灵活配伍,温燥之邪易伤津化热,化燥后又易伤津,运用治燥剂,还需酌情配伍清热泻火或益气养津之品。但清热泻火之品,总以甘寒（或酸寒、咸寒）药为宜,不宜多用苦寒之品。配伍甘寒,清热,养津,滋润内燥剂共用以治之。为防滋腻需配伍行气药时,用辛香之品须制约有度。

第一节 清宣外燥剂

一、杏苏散(《温病条辨》)

【药物组成】苏叶 6g、杏仁 6g、半夏 6g、茯苓 6g、橘皮 6g、前胡 6g、苦桔梗 9g、枳壳 6g、甘草 6g、生姜 3g、大枣 3 枚。

【用法】水煎服。

【功效】清宣凉燥,宣肺化痰。

【主治症候】外感凉燥证。见头微痛,恶寒无汗,咳嗽痰稀,鼻塞,咽塞(指咽喉不舒),苔白,脉弦。主因外感凉燥,肺气不宣,痰湿内阻。秋季外感流行可以用杏苏散治疗。

【方解】

主药:杏仁——降气肃肺,止咳除痰。苏叶——辛、苦,芳香,微发其汗,以疏肌腠。

辅药:桔梗——升提肺气。枳壳——宽中下气。桔梗与枳壳合用能升降上下之气,协助杏仁宣发肺气之作用。前胡——疏风降气化痰,协助杏仁、苏叶清宣达表祛痰。

佐药:二陈汤——理气健脾化痰。

使药:生姜、大枣——调和营卫。甘草调和药性,和桔梗配伍利咽喉。

【配伍意义】"燥为次寒",凉燥实为秋之"小寒"犯肺。治从"小寒"袭肺入手。故方用辛温轻宣之。主药苏叶宣肺散邪,微温而润之;杏仁降肺止咳,合能轻宣凉燥,理肺化痰止咳。辅药前胡疏风降气化痰,助杏仁、苏叶轻宣达表,理肺止咳;桔梗宣肺祛痰,枳壳降气宽胸,宣降并用,助杏仁、苏叶理肺消痰。佐药二陈汤,半夏燥湿化痰,橘皮理气化痰,茯苓健脾渗湿,既助理肺化痰之效,又杜生痰之源;生姜、大枣调和营卫。使药甘草润肺止咳,兼和诸药。诸药合用,轻宣凉燥,理肺化痰,而为轻宣凉燥的代表方剂。

【加减应用】无汗,脉弦紧者加羌活;头痛兼眉棱骨疼痛加白芷(芳香开窍入阳明经);兼泄泻腹满加苍术、厚朴。

【注意事项】鼻咽不利为凉燥的特点及辨证要点,外感风寒证无此表现,其余主证基本相似,但有季节性,故秋季用杏苏散,抓住咽喉不利(津液耗伤)症状。

二、桑杏汤(《温病条辨》)

【药物组成】桑叶 6g、杏仁 9g、沙参 12g、象贝 6g、香豉 6g、栀皮 6g、梨皮 6g。

【用法】水煎服。

【功效】清宣燥热,润肺止咳(为清宣凉润法)。

【主治症候】外感温燥证。见身热不甚,头痛,口渴,咽干,鼻燥,干咳无痰或痰少而黏不易咯出,苔薄白而干,边尖红,脉浮数。

【病机】温燥伤肺,灼伤肺阴,肺失濡养,肃降功能失常而干咳无痰或少痰或痰黏不易咯出;口渴为肺阴不足证;脉浮为表有邪。

故本方为温燥外袭,灼伤肺阴而设。

【方解】

主药:桑叶——甘寒,质轻发散,主治症候肺热咳嗽,又可生津止渴。吴鞠通说:"桑叶毛多,横纹最多,善走肺络。"主要清宣上焦肺经燥邪。杏仁——润肺止咳。

辅药:豆豉——发汗不伤阴,协助桑叶清宣解表。贝母——清火化痰。沙参——甘、苦,微寒,清肺养阴,除热止咳。

佐药:梨皮——清肺润肺,而不滋腻。栀子皮——清泄肺热以佐杏仁的温性。沙参、梨皮、栀子皮三药又生津润肺。

【临床运用】与外感风热鉴别:有共同点。不同点是由燥邪特性决定的,燥伤肺津为主要特征,以口干、咽干、干咳最为突出,津液亏损比外感风热重。

【应用比较】与杏苏散区别:

桑杏汤,以清宣凉润为主,治外感温燥,灼伤肺阴证。

杏苏散,以清宣温润为主,治外感凉燥,凉燥伤肺,肺气不宣证。

三、清燥救肺汤(《医门法律》)

【药物组成】桑叶 9g、石膏 15g、甘草 3g、人参 2g、胡麻仁 3g、阿胶 3g、麦门冬 4g、杏仁 2g、枇杷叶 6g。

【用法】水煎服。

【功效】清燥润肺,养阴益气。

【主治症候】温燥伤肺,气阴两伤证。见头痛,身热,干咳无痰,而且有气逆而喘,咽喉干燥,鼻燥,胸满胁痛,心烦,口渴,舌干红无苔或少苔,脉虚大而数。

【病机】温燥伤肺,气阴两伤。感受燥热之邪而致燥热伤肺,热盛于里,热邪上蒸清窍则头痛;肺气不宣则上逆而喘。不能用辛香和苦寒的药,应使用甘凉滋润药。

【方解】

主药:桑叶——轻宣肺燥。

辅药:石膏——清肺燥热,量不宜大。麦冬——滋阴润肺。

佐药:阿胶、胡麻仁——滋阴,生津润燥。杏仁、枇杷叶——肃肺降气,兼润肺燥。人参、甘草——益气,培土生津。

使药:甘草——调和诸药。

【配伍意义】本方所主乃温燥伤肺之重证。温燥犯肺,气阴两伤,肺失清肃,故方中重用主药冬桑叶清宣温燥。辅药石膏清泄肺热,麦门冬、阿胶、胡麻仁滋燥润肺,人参、甘草益气生津,培土生金。肺气愤郁,胸满喘逆,所以佐以杏仁、炙枇杷叶泄降肺气。石膏用量较轻,是因沉寒伤胃。土为金母,母气伤则土不生金,肺气阴难复。杏仁、枇杷叶用量极小,是因其味苦,虽能降气利肺,然苦易化燥伤阴。全方轻宣与清润共用,祛邪与滋养并行,使轻宣清泄而除肺中燥热,滋养补益使气阴耗伤得复,肺清肃宣降有常,诸症皆除。

【应用比较】

桑杏汤:辛、凉,滋润多,疏表力强,用于温燥初起,表邪重,伤津轻的外感温燥轻证。

清燥救肺汤:甘、凉,清润多,润肺力量较强,用于温燥伤肺较重,气阴两伤证,适于燥热伤肺重证。

杏苏散:适于外感凉燥,秋末外感证。

第二节 滋润内燥剂

滋润内燥剂适用于内燥。

一、养阴清肺汤(《重楼玉钥》)

【药物组成】大生地 9g、麦冬 6g、生甘草 2g、玄参 6g、贝母 6g、丹皮 3g、薄荷 2g、炒白芍 3g。

【用法】水煎服。

【功效】养阴清肺,解毒利咽。

【主治症候】白喉阴虚燥热证(古代叫白缠喉或缠喉风)。喉部起白斑点,开始点状,以后连成片,形成白膜,坚韧,不能拭去,同时咽喉肿痛,发热,鼻干,口唇干燥或咳,喉间白膜扩大蔓延则阻塞呼吸道,呼吸有声,似喘非喘,脉数。

本方是郑梅涧创立的,患者素体肺肾阴虚,体内本素有蕴热,加之感受燥热之邪或疫毒湿邪,更伤阴液,热毒上熏于咽喉。白喉忌表,特别是辛温解表。

【方解】

主药:生地——养阴润肺(壮水制火)。

辅药:元参——清肺解毒。麦冬——滋阴润肺。

佐药:丹皮——清热凉血。白芍——助元参、生地养阴,清热润燥。贝母——润肺止咳,清热化痰。薄荷——宣肺利咽,透达外邪。

使药:生甘草——泻火解毒,调和药性。

作用:归经及部位可分两大类,下用生地、元参——入肾,壮水制火。白芍入肝,丹皮既入肝又入肾。上用麦冬、贝母——入肺,滋阴润肺清热。薄荷入肺,宣肺利咽,透邪。

【临床运用】白喉可传染,流行于秋冬。咽痛,发热一两天咽部起假膜,立即用药效果好,否则效不佳。药理实验本方有很好的抗菌作用。白膜退掉后要继续服本方1~2剂,以防止复发。咽喉痛及假膜轻的好治,咽部麻木病性就较重;鼻通轻,鼻塞重;声音宏亮,气机通畅的好治,声音嘶哑,气机不通的难治。

本方对于咽喉炎、鼻咽癌,以咽喉阴虚为主的可以加减运用。

抗白喉合剂:连翘、黄芩、生地、元参,养阴清热解毒,解毒力大增,可加射干、山豆根、马勃。

二、百合固金汤(《慎斋遗书》)

【药物组成】百合 3g、熟地黄 9g、生地黄 6g、当归身 3g、炒白芍 3g、生甘草 3g、桔梗 2g、玄参 2g、贝母 6g、麦冬 6g。

【用法】水煎服。

【功效】润肺滋肾,养阴清热,止咳化痰。

【主治症候】肺肾阴虚,虚火上炎证。表现虚火刑金灼肺,咽中燥痛,咳嗽气喘,咯时痰中带血,五心烦热,骨蒸盗汗,舌质红,少苔,脉细数。

【病机】肺肾阴虚,虚火灼肺。肺、肾二者为母子关系,互相影响,肺为水之上源,阴不足也可影响肾致肾阴亏。肾阴亏于下,阴虚不制阳,更伤肺阴,阴虚则见阴虚火旺证。

【方解】

主药:百合——甘、辛入心肺,润肺滋燥,清热宁心,保肝安神,补肺滋肾(母子关系,故用二地)。二地——滋肾益阴,退热。熟地偏温,专于滋补;生地偏寒,偏于凉血清热,二药合用补肾水(真阴)不足,肾水足肺得以滋润也。

辅药:麦冬——甘、寒,补肺,滋阴生津。元参——咸寒,滋阴清热,滋阴降火,解毒利咽,助百合润肺,助二地补肺、肾之阴。

佐药:贝母——润肺化痰止咳。当归、白芍——养血平肝,以防肝火盛刑金,肺金不足。

桔梗——清咽化痰止咳,载药上行,使药效作用于肺。

使药:甘草——配桔梗利咽化痰,调和药性。

【配伍意义】本方主治肺肾阴虚,虚火灼肺所致症候。治以滋肾养阴清热,润肺化痰止咳。阴虚火炎,主药以生熟地黄滋阴补肾,壮水以制虚火;肺燥阴伤,用百合养阴清热,润肺止咳。辅药玄参养阴清热为"启肾水",助二地滋阴液、降虚火,启肾水上潮以润肺燥;麦冬养阴生津,清热润肺,助百合滋燥保肺,增化痰止咳之效。佐药当归、芍药滋阴养血柔肝,既补阴血之虚耗,又"抑木保肺";桔梗宣肺化痰,载药上浮;贝母清热润肺,化痰止咳。使药甘草润肺止咳,兼和诸药。诸药相合,上下兼顾,金水并调,得养肺肾,充实阴液,虚火自降,肺金自宁。金宁气固,肺得肃降,咽痛、喘嗽、痰中带血等症自愈。

【临床运用】肺肾阴虚咳嗽,咳嗽痰中带血加凉血止血药,可去桔梗;痰多加瓜蒌仁;气虚加补气药;失眠、心悸加柏子仁、酸枣仁。

【注意事项】甘、寒,滋腻药多,脾胃虚弱的要慎用,可加砂仁佐滋腻作用。

三、麦门冬汤(《金匮要略》)

【药物组成】麦门冬 35g、半夏 5g、人参 5g、甘草 3g、粳米 5g、大枣 4 枚。

【用法】水煎服。

【功效】益胃,生津润肺,降逆和中。

【主治症候】肺胃阴虚证。肺痿(虚热肺痿),指肺的功能痿弱不用而言。以咳唾浊痰,涎沫,色白而黏,气喘短气,咽干口燥,舌干,质红少苔,脉虚数。

【病机】肺胃津液亏损,虚火上炎造成的,病位在肺。病位原主要在胃,胃中津液亏耗无法濡养肺脏,使肺枯萎不用,即所谓的母病及子。治法:虚者补其母。

【方解】

主药:麦门冬——入肺胃经,甘、苦、寒,滋肺胃之阴,清肺胃虚热,重用。

辅药:人参、大枣——益气生津。粳米——益胃和中。甘草——补脾胃不足。

四药均可补益胃土,使水谷之精微上注于肺,

佐药:半夏——苦温辛燥(奥妙之处),用量 5g,是麦门冬的 1/7,占全方 1/10,故其温燥之性被他药制约,主要用于和胃降逆,下气化痰,有助于脾气散津,上归于肺,肺津恢复虚火自然平息,体现了辛燥之品反佐润燥之功。

【配伍意义】本方是治疗虚热肺痿。证病在肺,其源在胃,为胃阴不足、虚火上逆所致。土为金母,胃阴不足,肺津不继;阴津亏,虚火生。肺脏失濡,虚火炎灼,则成肺痿。治以滋养肺胃阴,阴津得充,

虚火得清,逆气自降。方中主药麦门冬用量重,用其甘寒滋养肺胃之阴,清虚火;辅药人参、粳米、大枣、甘草补益中气,益胃生津,与麦门冬相伍,共奏补气生津之效。佐以少量半夏,下气化痰,其性温燥,与麦门冬(7:1)配伍,温燥之性被制而辛行苦降之性尚存。其苦降,合麦门冬养阴液、清虚火而降逆气,使火气不能上逆,肺金得以清润,咳逆上气渐平;其辛行开胃气,行津液,使麦门冬、人参等滋补而不腻,能使"脾气散精,上归于肺",收到"培土生金"效果;其化痰能使痰化津布,咽喉自利。诸药合用,能滋肺胃,降逆气,气津复,虚火清,津液上输,肺得润养,肺痿得愈。

临床用本方治疗胃阴不足引起的呕吐、呃逆、噎膈、口渴、咽燥有良效。胃阴不足,津亏热扰,胃失和降,则呕吐、呃逆;津枯失濡,则噎膈或口渴咽燥。本方以益气生津,和胃降逆,兼清虚热,使气津复,虚热清,和降得复,津液上承,呕吐、呃逆、口渴、咽燥、噎膈得止。

四、增液汤(《温病条辨》)

【药物组成】元参 30g、麦冬 24g、细生地 24g。

【用法】水煎服。

【功效】养阴增液,润燥通便(增水行舟法)。

【主治症候】阳明(足阳明胃,手阳明大肠)温病(急性热性病总称),津亏便秘证。津液不足见大便秘结,或下后二三日,大便复秘,口渴,舌干红,脉细数或沉而无力。热邪炽盛用下法,而津液不足热结少的则应增液润燥。

【方解】

主药:元参——咸寒,养阴生津,润燥清热,咸可软坚通便,针对津液不足的大便秘结。

辅药:麦冬——养胃阴,滋阴润燥。生地——养阴清热。

三药均有滋润作用,以增液润燥通便,药少量大,元参 30g,麦冬 24g,生地 24g,药少力专,以补药之体作泻药之用(增水行舟)是本方的特点。

非重用不为功,不便,再作服。古人云:"存得一分津液,便有一
分生机。"针对温热病而言,如温热病攻下后大便泻下来,过两三天
又大便不通,脉沉或沉而无力,足以说明正气已虚,肠燥津亏,也可
用增液汤治疗,故本方应以脉数或沉,舌干红,便秘等津液不足为
辨证要点。

五、益胃汤(《温病条辨》)

【药物组成】沙参 15g、麦门冬 15g、冰糖 15g、细生地 15g、玉竹
5g。

【用法】水煎服。

【功效】养阴益胃。

【主治症候】胃阴损伤证。饥不欲食,胃脘灼热隐痛,口干咽燥,
大便干结,干呕、呃逆,舌红少津,脉细数。

第十九章 驱虫剂

㈠定义

用驱虫药为主药物组成具有驱虫、治虫、消积的作用,用于治疗人体寄生虫病的方剂叫驱虫剂。

㈡适应证

适用于消化道寄生虫病。表现主要以疼痛为主,部位在脐周及腹部痛,性质为阵发性,时发时止,兼面色萎黄,消瘦。蛔虫体征表现为白睛有蓝点,唇内有红白点;蛲虫肛门夜痒。

㈢治法

"虫得酸则静,得辛则伏,得苦则下",驱虫药为主配辛、酸、苦味治之。根据病情性质及体质强弱和病势缓急配伍一些温热性的药物,如附子、干姜、大黄、牵牛子,体虚要扶正。

㈣注意事项

1.服用驱虫剂宜空腹服,服药期间忌油腻及香甜食物。

2.虫有形往往配伍泻下药,有助于虫体排出体外。

3.驱虫药有攻伐作用,对年老体弱、孕妇要慎重。

乌梅丸(《伤寒论》)

【药物组成】乌梅 480g、细辛 180g、干姜 300g、黄连 500g、当归 120g、附子 180g、蜀椒 120g、桂枝 180g、人参 180g、黄柏 180g。

【用法】乌梅用 50%醋浸 12 小时,去核打烂,与其他药烘干,研末,加蜜制成丸,每丸 9g,每服 9g,每日 3 次,空腹服,亦可按上量的 1/60,水煎服。

【功效】温脏安蛔,补虚止痛,兼清胃热。

【主治症候】

1.脏寒蛔厥证:腹痛烦闷,时作时止,得食即吐,常自吐蛔(蛔厥必见证),甚则右上腹猝然剧痛阵作,痛时肢厥(吐蛔而见厥者为蛔厥),脉乍大乍小。

2.寒热错杂久痢久泻证:下痢日久,便有黏液,脓冻,缠绵难愈。

【病机】上热下寒,蛔动不安。

【方解】

主药:乌梅——酸入肝,生津、和胃、止下痢,制止蛔虫蠕动。

辅药:蜀椒、细辛——温脏除寒。

佐药:干姜、附子、桂枝——温脏祛寒,蛔见辛则伏。黄连、黄柏——苦寒,清泄胃热,苦能下蛔。人参——补气健脾。当归——补血养肝。人参、当归两药补虚扶正。

使药:蜜——调和诸药。大米和蜜制成,补虚又为蛔之诱饵,更有助于杀虫安蛔。

【配伍意义】本方所治蛔厥为胃热肠寒,蛔虫窜扰所致。重用乌梅为主药,是取其酸能制蛔,先安蛔虫动扰。蜀椒、细辛为辅药,取其辛能伏蛔,性温可兼温脏祛寒。佐药黄连、黄柏取其苦能下蛔,性寒兼能清上热;干姜、桂枝、附子温脏以祛下寒;人参、当归补养气血顾其正。使药大米和蜜,补虚且又为蛔虫诱饵,有助于杀虫安蛔。诸药酸苦辛相伍,寒热并用,上下并治,邪正兼顾,共奏安蛔止痛之效。达寒除热清,虫伏痛止,阴阳接续,厥逆自愈,诸症亦除。

【注意事项】本方又治寒热错杂。正气虚弱的久痢、久泻,暴泻与湿热痢均不能用本方。忌食香甜、油腻之食物,因蛔虫闻甘即起,而且甘味可冲淡本方的酸苦辛味影响药效。

【临床运用】治疗蛔厥疗效显著。辨证要点为:腹痛时作,疼时手足厥,吐蛔虫。和胆道蛔虫症类似,可治胆道蛔虫症,疗效好。其治疗胆道蛔虫的机制是使蛔虫麻痹,失去知觉,不能吸着于肠壁,而且可改变胆汁酸碱度，使胆汁趋于酸性，蛔虫恶酸，有效率100%，治愈率97.6%。用于蛔虫性肠梗阻疗效也较满意。

对久痢、久泻效果好，温热性药可以温里散寒，可振奋中焦；补养气血药再加乌梅味酸，涩肠止泻，可治久泻。对寒热错杂的慢性痢疾也可以用此药，中医叫休息痢。

治疗蛔厥主要取其温脏安蛔作用，服药后虫体不排出体外，可配伍杀虫泻下药。

【应用比较】

乌梅丸：主用于寒热错杂，上热下寒，蛔动不安的蛔厥证。可见吐蛔虫，腹痛，手足厥冷。治以温脏安蛔，以乌梅为主药，治疗蛔厥。

四逆汤：温里散寒，可见四肢厥逆，过肘膝，恶寒蜷卧，下利清谷，脉沉微。属于阳虚阴盛证，须回阳救逆，以附子为主药，故用于寒厥证。

当归四逆汤：只限于手足逆冷，伴头晕乏力，面色苍白，脉细欲绝的血虚证。属于血虚受寒证，治以补血散寒，故用于血虚寒郁的厥逆证。

四逆散：肝气郁滞造成，厥逆伴脘腹疼痛，脉弦。治以疏肝理脾，畅达气机。柴胡为主要药，故用于肝气郁，阳气不达四肢的厥证。

第二十章 涌吐剂

瓜蒂散(《伤寒论》)

【药物组成】瓜蒂 1g、赤小豆(香豉)1g。

【用法】共研细末,每服 1~3g,亦可用淡豆豉 9g 煎汤服,吐后止服。

【功效】涌吐痰涎,宿食。

【主治症候】痰涎宿食,壅滞胸脘证。胸中痞硬,懊侬不安,欲吐不出,气上冲咽喉不得息,寸脉微浮;或手足厥冷,脉乍紧;或心下烦而满,饥不能食。

方剂名称索引

第七章　温里剂

第九章 祛痰剂

第一节 燥湿化痰剂

一、二陈汤(《太平惠民和剂局方》)

【附方】

温胆汤(《三因极一病症方论》)

导痰汤(《传信适用方》)

涤痰汤(《奇效良方》)

金水六君煎(《景岳全书》)

二、茯苓丸(治痰茯苓丸)(原载《是斋百一选方》,录自《全生指迷方》)

第二节 清热化痰剂

一、清气化痰丸(《医方考》)

二、小陷胸汤(《伤寒论》)

三、滚痰丸(礞石滚痰丸)(《泰定养生主论》方,录自《玉机微义》)

第三节 润燥化痰剂

贝母瓜蒌散(《医学心悟》)

第四节 温化寒痰剂

一、苓甘五味姜辛汤(《金匮要略》)

二、三子养亲汤(原载《皆效方》,录自《杂病广要》)

第五节 治风化痰剂

一、止嗽散(《医学心悟》)

二、半夏白术天麻汤(《医学心悟》)

三、定痫丸(《医学心悟》)

第十章 祛风剂

第一节 疏散外风剂

附1:方剂速记法

银翘散:银翘牛吃草,荷荆桔竹芦。

桑菊饮:桑菊借杏,连根薄草。

麻黄汤:麻黄桂杏草。

桂枝汤:桂枝大芍炒姜汁。

小青龙汤:小青龙见少将为嘛甘心下跪?

败毒散:草埂身伏活熊,只可二虎强攻。

大黄附子汤:大夫细心。

十枣汤:十枣甘愿早起。

小柴胡汤:小柴胡生芹菜炒大虾仁。

蒿芩清胆汤:蒿芩清胆碧玉散,茹夏赤茯枳陈皮。

大柴胡汤:大柴胡只将柴芩找来少打半下。

四逆散:四逆散只烧干柴。

柴胡疏肝散:柴胡疏肝四逆散,加入陈皮香附芎。

逍遥散:逍遥归药姜,术茯柴薄草。

半夏泻心汤:二甘二黄伴大枣人参。

白虎汤:白虎食净母肝。

犀角地黄汤:犀角地黄要皮。

黄连解毒汤:三黄加栀子。

导赤散:导赤散草地木竹。

龙胆泻肝汤:龙胆泻肝皇帝,通知龙龟卸柴草车。

清胃散:清胃生母当黄帝。

白头翁汤:白头翁汤,百翁练琴。

清暑益气汤:清暑益气卖黄爪,师母深夜和糙米。

青蒿鳖甲汤:青蒿鳖甲母丹生。

理中丸:理中丸老人白干。

吴茱萸汤:吴茱萸大人爱吃生姜和大枣,

大建中汤:大建中汤,姜姨人娇。

四逆汤:四逆汤中姜附草。

真武汤:真武祝福将要富。

当归四逆汤:当归四逆芍桂枝,细辛通草甘枣施。

阳和汤:阳和借炭炒,麻黄熟鹿肉。

参苓白术散:四君一连杀遍山梗。

补中益气汤:补中益气人赶猪,虎皮当旗麻。

生脉散:生脉因为人无脉。

四物汤:四物汤芎归地芍。

归脾汤:四君知归早,龙眼香期远。

炙甘草汤:姜贵人卖草地就找阿妈。

六味地黄丸:地八二山四,丹泽茯苓三。

一贯煎:枸川麦沙地,当归一贯煎。

大补阴丸:蜂知百龟住地。

小陷胸汤:小陷胸汤拌黄瓜。

滚痰丸:滚痰时陈礞打黄芩。

贝母瓜蒌散:贝母瓜蒌散,天花茯橘梗。

三子养亲汤:三子养亲,苏子白来。

半夏白术天麻汤:半夏白术天麻汤,茯橘草枣姜。

消风散:消风母牛馋石苦,荆苍胡草归生地。

川芎茶调散:芎羌荆细,草房白薄。

牵正散:牵正散父子全僵。

玉真散:天南风白天强止。

小活络丹:乳弟要南二屋。

镇肝熄风汤:牛贵冬时生龙牡,元板楝芍茵麦甘。

大定风珠:贾母卖草鸡,芍归阿妈五弟。

地黄饮子:二子姜志长拾干巴猪肉和枣,卖桂林。

玉屏风散:玉屏风骑白猪。

金锁固精丸:金锁固精沙蒺藜,实需鼓励。

四神丸:四神早晨泻,破猪生肉味。

完带汤:完带深山打柴草,陈嫂借钱买二术。

朱砂安神丸:朱砂安神丸,朱地归草连。

酸枣仁汤:酸枣令母熊吃草。

天王补心丹:天王生接三婶住五院,两冬无早博当接令。

紫雪丹:四石四香两脚忙,愿(元)生(升)甘草黄金砂。

至宝丹:水牛带金银,龙虎杀麝香,安雄黄。

苏合香丸:苏合朱砂白龙脑,诃黎水牛喝酒香。

越鞠丸:越鞠凶神治香猪。

半夏厚朴汤:梅核气生下后苏(舒)服。

天台乌药散:巴金茴香,在天台木屋请宾饮高粱酒。

暖肝煎:暖肝归杞小茴香,肉桂乌苓与沉香。

苏子降气汤:半钱干肉归子厚。

定喘汤:定喘白果甘麻花,苏杏桑黄芩法半夏。

旋覆代赭汤:旋覆代赭汤,草人下大江。

橘皮竹茹汤:橘皮竹茹汤,人参甘草姜。

丁香柿蒂汤:丁香柿蒂生人。

桃核承气汤:桃核大黄,桂枝甘忙。

血府逐瘀汤:血府陶姐吃穿干,只当花的喜财汉。

补阳还五汤:补阳当地穷人持红旗。

丹参饮:丹参砂仁与檀香。

温经汤:贵嫂人娇老母凶,吓得姜于迈门归。

生化汤:生化蒋干穷逃当归。

十灰散:十灰蓟叶根,二瘀与栀黄。

槐花散:槐花只借柏叶。

黄土汤:黄土地教父子勤诛草。

小蓟饮子:小蓟滑竹杆,黄山当地木藕。

胶艾汤:阿艾四物干地黄。

咳血方:咳血黛蛤可山蒌。

保和丸:保和曲陈巧玲下山来唱。

健脾丸:健脾三仙药四君,陈山蔻香莲砂仁。

木香槟榔丸:陈兵牵住三黄鹅,附带一只青木箱。

枳实消痞丸(失笑丸):枳实消痞夏连夫,只卖猪肝人不干。

平胃散:平胃散猪肝皮厚。

藿香正气散:藿香半更早蜘蛛,陈苓朴腹赶江苏。

茵陈蒿汤:茵陈蒿汤茵栀黄。

三仁汤:三人爬竹竿,扑通滑下来。

八正散:老石娶子聚黄山,通宿等车。

五苓散:五苓白摘两灵芝。

猪苓汤:泽苓苓滑跤。

五皮饮:五皮陈玲腹桑姜。

实脾散:父子白服干果香,吃(成)厚瓜大腹皮。

羌活胜湿汤:羌活胜湿藁,曼琼独(住)草房。

独活寄生汤:独活寄生汤,当地秦人防,牛仲桂枝草,辛苓芎芍药。

杏苏散:杏苏夏苓钱甘,只找姜橘借钱。

桑杏汤:桑杏沙象,豉栀梨皮。

清燥救肺汤:清燥救肺叫爸妈,找人卖杏炒桑膏。

养阴清肺汤:养阴清肺增液母,草薄丹芍炒解毒。

百合固金汤:百合卖芍草,二元接母归。

麦门冬汤:麦门冬夏人,甘草粳米枣。

增液汤:增液汤元生卖地。

乌梅丸:新疆富贵人数着白脸美。

附 2:126 种功能相近的药物应用比较

附表 1　解表药应用比较

分类	药名	共同功用	分类作用的特点及不同点
发散风寒	麻黄	辛温解表。治疗风寒表证。有解表之功,相须	发汗力强,多用于风寒表实无汗证,有宣肺平喘、利水消肿作用
	桂枝		发汗力缓,用于外感风寒有汗或无汗,并能温经通阳,常用于寒凝经脉、风寒湿痹、痰饮蓄水证、胸痹及心悸动、脉结代等证
	荆芥	微温不燥,祛风解表,治风寒或风热表证	质轻透散,发汗之力较防风强,并有透疹消疮、止血功效
	防风		祛风之力较强,如风药之润剂,并能胜湿、止痛和止痉,可用于风湿痹证和破伤风证
发散风热	薄荷	疏散风热,透疹,利咽。治风热感冒及温病初起,麻疹不透,风疹瘙痒,咽喉肿痛	宣散表邪力强,可清利头目、利咽喉,疏肝行气,用于风热头痛、目赤多泪、咽喉肿痛、肝郁气滞、胸闷胁痛
	牛蒡子		疏风发散之力虽不及薄荷,但长于宣肺祛痰,清利咽喉,对咽喉红肿疼痛或咳嗽咯痰不利者尤为适宜
	蝉蜕		长于疏散肺经风热,宣肺利咽,开音疗哑,还可明目退翳,熄风止痉,治疗目赤翳障、急慢惊风、破伤风证及小儿夜啼不安
	桑叶	疏散风热,平抑肝阳,清肝明目,相须治外感风热、肝火上炎、目赤肿痛及眩晕	疏散风热之力较强,并长于清肺润燥,兼能凉血止血,可用于肺热燥咳以及血热吐衄
	菊花		平肝明目之力较强,并能清热解毒,多用于肝阳上亢或疮痈肿毒

分类	药名	共同功用	分类作用的特点及不同点
清热泻火	石膏	清热泻火，除烦止渴，用于温病气分实热证及肺热咳嗽	清解力强，重在清泻火热，并偏重于清泻肺胃实火，常用于肺热喘咳、胃火牙痛等。煅石膏外用还能收敛生肌
	知母		滋阴润燥力强，重在滋润肺、胃、肾阴，常用于阴虚火旺证
	芦根	清热泻火、生津止渴，治热病烦渴、消渴、肺热咳嗽	还能止呕、利尿，用于胃热呕逆、肺痈吐脓、热淋涩痛
	天花粉		还能消肿排脓，用于痈肿疮疡
清热燥湿	黄芩	清热燥湿，泻火解毒，常用于多种湿热与热毒病症	善清上焦热邪，并善清肺热，用于肺热咳嗽证，兼能凉血止血、清热安胎，可用于血热出血与胎热不安等证
	黄连		清热燥湿与泻火解毒力尤强，善清中焦热邪，并善泻心火、清胃火，为治心、胃火热证常用之品
	黄柏		善清下焦热邪、下焦湿热证，能退虚热、阴虚发热
清热解毒	金银花	清热解毒，疏散风热，相须治痈肿疮痛、外感风热与温病初起	疏散风热力较强，并能凉血止痢，还可治热毒血痢证
	连翘		清心解毒之力强，能消痈散结，为"疮家圣药"，并可治瘰疬痰核
清热凉血	生地黄	清热凉血，养阴生津，热入营血，热病伤阴，阴虚内热	清热凉血作用较强，故血热出血、内热消渴多用
	玄参		泻火解毒力强，可用于痈肿疮毒、咽喉肿痛证
	牡丹皮	清热凉血，活血散瘀，止血不留瘀，活血不动血，用于血热、血瘀病症，相须治热入营血，斑疹吐衄；血滞经闭、痛经癥瘕，跌打瘀肿，痈肿疮毒等证	味苦性微寒兼辛味，清热凉血并能清透阴分伏热，用于温热病后期，邪伏阴分，夜热早凉及肠痈腹痛等证
	赤芍		赤芍苦泄，散瘀止痛力强，血滞诸症尤为多用，并能泻肝火，用于肝热目赤肿痛

分类	药名	共同功用	分类作用的特点及不同点
清虚热	牡丹皮	二药均能清热凉血,退虚热,均可治血热吐衄、阴虚发热证。对阴虚发热证,无论有汗、无汗均可应用,并常相须为用	"牡丹皮治无汗骨蒸"。长于清热凉血,常用治热入营血证,又能活血化瘀,用于多种瘀血证以及肠痈、痈疮肿毒等证
	地骨皮		"地骨皮治有汗骨蒸"。长于清退虚热,多用于虚热证,并能清泻肺热,可用于肺热咳嗽,以及内热消渴证
	黄连	清湿热,善除胃肠湿热,可用于湿热痢疾	为毛茛科植物的根茎,清热燥湿与泻火解毒力强,并长于清心、胃之火,常用于多种热毒病症,以及心、胃火热证等
	胡黄连		为玄参科植物的根茎,长于退虚热,除疳热,可用于阴虚发热与小儿疳积证等

附表 3　泻下药应用比较

分类	药名	共同功用	分类作用的特点及不同点
攻下	大黄	泻热通便,外用均能清热消肿,常相须为用治疗肠燥便秘,并可治痈疮肿毒	味苦,泻下力强,有荡涤肠胃之功,为治疗热结便秘之主药;另大黄清热泻火力强,并能止血、解毒、活血祛瘀、清利湿热,可用于温病热毒、血热出血、瘀血证、湿热黄疸与淋证等
	芒硝		味咸,可软坚泻下,善除燥屎坚结;外用治疗咽喉肿痛、疮疡、目赤等证

附表 4　祛风湿药应用比较

分类	药名	共同功用	分类作用的特点及不同点
祛风寒湿	羌活	祛风胜湿,止痛,解表,常用治风寒湿痹和外感风寒湿表证若一身尽痛,则二药常相须为用	气味较浓,发散解表力强,善治上部风寒湿痹痛
	独活		气味较淡,性较和缓,长于治下部风寒湿痹痛,其解表之力不及羌活
祛风湿热	秦艽	祛风湿,止痹痛,治疗风湿痹证,寒热均可	通经络,退虚热,清湿热,用治中风不遂、骨蒸潮热、疳积发热、湿热黄疸
	防己		可利水消肿,治水肿、小便不利、脚气

分类	药名	共同功用	分类作用的特点及不同点
祛风强筋	五加皮	祛风湿,补肝肾,强筋骨作用,用于风湿痹证、筋骨痿软	有温补之效,用于小儿行迟,体虚乏力;利水,治水肿,脚气
	桑寄生		能固冲任、安胎,用于崩漏经多、妊娠漏血、胎动不安

附表 5 化湿药应用比较

分类	药名	共同功用	分类作用的特点及不同点
燥湿	苍术	均可燥湿,常用于湿阻中焦证	苍术为燥湿健脾要药,并可祛风湿、散表邪和明目,可治风湿痹证、风寒表证以及夜盲等证
	厚朴		苦降下气,消积除胀满,又下气消痰平喘,可治食积气滞、痰饮咳喘等证
化湿	砂仁	化湿行气,温中止呕,止泻,常用治湿阻中焦及脾胃气滞证	香窜气浓,化湿行气力略胜,长于治中、下二焦的寒湿气滞之证,并有行气安胎作用
	豆蔻		化湿行气之力偏于中上焦,故临床可用于湿温痞闷,偏在胃而善止呕

附表 6 利水湿药应用比较

分类	药名	共同功用	分类作用的特点及不同点
利水消肿	茯苓	利水消肿,渗湿健脾,用治水湿内停诸症及脾虚证	性平,补益心脾,宁心安神
	薏苡仁		性偏寒凉,善清湿热,并能除痹、消肿排脓,还可用治风湿痹证,以及肺痈、肠痈等证
	茯苓	利水消肿,渗湿,治水肿,小便不利	能健脾补中,养心安神,可治脾虚诸症和心神不安证,利水作用较强,无补益之功
	猪苓		
利尿通淋	车前子	利尿通淋,治湿热下注膀胱之小便淋漓涩痛	渗湿止泻,明目,祛痰,用于暑湿泄泻、目赤肿痛、目暗昏花、翳障
	滑石		清热解暑,收湿敛疮,治暑湿、湿温、湿疮、湿疹、痱子
利湿退黄	大黄	活血散瘀,清热解毒,利胆退黄,泻下通便。治瘀血诸症、痈肿疮毒、水火烫伤、湿热黄疸、淋证、热结便秘	泻下攻积,清热凉血,用于积滞便秘、血热吐衄、目赤咽肿、温热痢疾
	虎杖		能化痰止咳,用于肺热咳嗽

附表7 温里药应用比较

分类	药名	共同功用	分类作用的特点及不同点
温中散寒	附子	温中散寒、回阳救逆于亡阳证，四肢厥逆，脉微欲绝；或脾胃寒，脘腹冷痛泄泻	为回阳救逆第一要药，并能补火助阳，散寒止痛，可用于各种阳虚证以及风寒湿痹证
	干姜		回阳救逆之功不及附子，长于温中散寒，常用于中焦寒证；又有温肺化饮之功，用于寒饮停肺证
	附子	补火助阳，散寒止痛，用治里寒实证、虚寒证以及寒湿痹痛	能回阳救逆，并长于温补脾肾
	肉桂		长于温补命门，还能引火归元，温通经脉，并能鼓舞气血生长，以治阴疽与虚寒性溃疡等

附表8 理气药应用比较

分类	药名	共同功用	分类作用的特点及不同点
行气消滞	陈皮	行气消滞，用于食积气滞，脘腹胀痛	性较平和，归脾肺经，主理脾肺气滞，并能燥湿化痰，主要治疗脾胃气滞之脘腹胀满及湿痰、寒痰雍肺之咳嗽、胸闷等证
	青皮		主归肝、胆、胃经，善于疏肝破气，常用于肝气郁结、食积气滞及癥瘕积聚等证
行气止痛	木香	行气止痛，可治气滞腹痛	善行脾胃、大肠气滞，兼消食健胃，可用于脾胃气滞之脘腹胀满，痢疾里急后重等证
	香附		药性平和，并长于疏肝解郁，调经止痛，为调经之要药，多用于肝郁气滞胸胁胀痛、月经不调、痛经等证
	乌药		上入脾肺，下达肾与膀胱，长于散寒止痛，并能温肾，长于治寒凝气滞而致的胸胁脘腹诸痛、寒疝腹痛及肾阳不足而致的小便频数与遗尿

附表 9 止血药应用比较

分类	药名	共同功用	分类作用的特点及不同点
凉血止血	大蓟	凉血止血,散瘀解毒消痈,用治血热出血证及热毒痈肿,常相须为用	解毒散瘀消肿、凉血止血作用较强,多用于治疗吐血、咯血及崩漏
	小蓟		凉血止血、解毒散瘀作用弱于大蓟,但兼能利尿,故治疗尿血、血淋为优
化瘀止血	三七	既止血,又化瘀,具有止血而不留瘀的特点,可用治瘀血阻滞之多种出血	止血力强,化瘀力也强,为止血要药,可广泛用于内外各种出血证,同时也长于活血定痛,又为伤科要药,可用于跌打损伤和各种瘀血肿痛
	茜草		能凉血化瘀止血,尤宜于血热夹瘀出血证,并能活血通经,可用于血滞经闭、跌打损伤和风湿痹痛证等
	蒲黄		化瘀止血又能利尿通淋,能治瘀血阻滞之心腹疼痛、痛经、产后瘀阻腹痛以及血淋涩痛证等

附表 10 活血祛瘀药应用比较

分类	药名	共同功用	分类作用的特点及不同点
活血止痛	郁金	均能活血散瘀、行气止痛,治气滞血瘀	性温行散,祛瘀力强,治寒凝气滞血瘀证为佳,并治风寒湿痹
	姜黄		苦寒降泄,行气力强,且凉血、治血热瘀滞之证,又能利胆退黄,清心解郁,用于湿热黄疸、热病神昏等证
活血调经	川芎	活血祛瘀,用于各种瘀血证	辛温气香,为血中气药,故适用于血瘀气滞之诸痛证;还能祛风止痛,为治头痛和风湿痹痛之良药
	丹参		以活血化瘀为主,药性寒凉,故适用于血热瘀滞之证;兼能除烦安神,对热扰心神之心烦失眠有良效
	桃仁	活血化瘀,常相须为用治疗血瘀经闭、痛经、产后瘀血腹痛等	活血作用较强,适用于下焦瘀血,且寒热均可;兼有润肠通便、止咳平喘之功,可治肠燥便秘、咳嗽气喘
	红花		祛瘀力稍弱,长于通利血脉,故常用于血脉瘀滞之证,又有活血化滞消斑作用,用治瘀滞斑疹色暗等

附表 11 化痰、止咳、平喘药应用比较

分类	药名	共同功用	分类作用的特点及不同点
温化寒痰	半夏	辛温有毒，均能燥湿化痰、温化寒痰，主治湿痰、寒痰证，炮制后能治热痰、风痰；外用均能消肿止痛，用治疮疡肿毒及毒蛇咬伤	善治脏腑湿痰，并能降逆止呕、消痞散结，常用于多种痰湿证、呕吐，以及痞证、结胸等病症
	南星		善治经络之风痰，并能祛风止痉，多用治风痰眩晕、中风、癫痫以及破伤风等病症
清化热痰	川贝母	清热化痰、散结，用治热痰及瘰疬瘿瘤等	微寒，味甘质润，长于润肺，故多用于治疗燥痰、咳嗽痰少以及肺燥干咳和肺虚久咳
	浙贝母		苦寒，长于清热，性偏于泄，多用治热痰之咳嗽痰黄黏稠、肺热咳嗽和风热咳嗽。两者均能清热散结，浙贝母为胜
	瓜蒌皮	清热化痰、宽胸散结	长于清热化痰，利气宽胸散结；瓜蒌皮多用治痰热壅肺
	瓜蒌仁		咳嗽、痰黄黏稠及痰浊阻胸之胸痹证
止咳平喘	苦杏仁	止咳平喘、润肠通便，用治肺气不宣咳嗽气喘及肠燥便秘	润肺化痰，润肠通便。多用治肺燥之咳嗽痰少及肠燥便秘
	桃仁		止咳平喘和润肠通便作用均较强，桃仁则稍弱
	苦杏仁	止咳平喘、润肠通便，治咳嗽气喘及肠燥便秘	具有活血化瘀功效，可用治疗血诸痛及妇女经闭等病症
	紫苏子		长于宣肺，多用于肺气不宣之咳嗽气喘。润降，长于降气兼能化痰，故适用于痰壅气逆之咳嗽气喘
	桑白皮	泻肺平喘和利水消肿作用，治肺热咳喘及水肿、小便不利，相须为用	甘寒，药性较缓，长于清肺热、降肺火，多用于肺热咳喘、痰黄及皮肤水肿
	葶苈子		力峻，重在泻肺中水气、痰涎，邪盛喘满不得卧者尤宜，其利水作用较强，可兼治臌胀、胸腹积水等证

附表 12　安神药应用比较

分类	药名	共同功用	分类作用的特点及不同点
重镇安神	朱砂	重镇安神，质重性寒入心经，均镇惊安神；治疗心悸失眠、怔忡恐怯、惊风癫狂，均能明目，治肝肾亏虚之目暗不明	有毒，镇心、清心而安神，善治疗心火亢盛之心神不安。又能清热解毒，治疗热毒疮肿、咽喉肿痛、口舌生疮
	磁石		无毒，益肾阴、潜肝阳，主治肾虚肝旺，肝火扰心之心神不宁；又平肝潜阳、聪耳明目、纳气平喘，治肝阳上亢头晕目眩肾虚耳鸣、耳聋，肝肾不足之目暗不明，肾虚喘促
养心安神	酸枣仁	养心安神，常相须为用，治疗阴血不足、心神失养的心神不宁病症	长于益肝血，更有宜于心肝血虚的心神不宁证，并能敛汗，可治体虚自汗、盗汗
	柏子仁		长于治疗心阴虚及心肾不交的心神不宁证，并能润肠通便，可治肠燥便秘

附表 13　平肝息风药应用比较

分类	药名	共同功用	分类作用的特点及不同点
平抑肝阳	石决明	清肝明目，皆可用于治疗目赤肿痛、翳障等偏于肝热者	咸寒质重，凉肝镇肝，滋养肝阴，故无论实证、虚证之目疾均可应用，多用于血虚肝热之羞明、目暗、雀盲等
	决明子		苦寒，功偏清泻肝火而明目，常用于治疗肝经实火之目赤肿痛。石决明又有平肝潜阳作用，用治肝阳上亢，头晕目眩。又有润肠通便之功，用治肠燥便秘
	牡蛎	重镇安神，平肝潜阳，收敛固涩，相须，治疗心神不安、惊悸失眠、肝阳上亢、头晕目眩及滑脱不禁	能软坚散结、制酸，可治痰核瘰疬、胃酸过多等证
	龙骨		煅后外用能收湿敛疮，可治湿疹湿疮等病症

分类	药名	共同功用	分类作用的特点及不同点
息风止痉	羚羊角	归心、肝经,能息风止痉、清热解毒,治疗高热神昏、热极生风、小儿急惊、痈肿疮毒等证	性寒,长于清肝火,善平肝阳、明目、解毒,既善治壮热神昏抽搐,又善治肝火或肝阳上亢之头痛眩晕、目赤肿痛、热毒发斑,本品有解热、镇痛之效,可用于风湿热痹、肺热咳喘、百日咳等
	牛黄		性凉,长于清心火,善化痰开窍醒神,解毒消肿,既善治痰热神昏,又善治口舌生疮、咽喉肿痛、牙痛、痈疽疔毒等
	钩藤	息风止痉、平肝潜阳,常治肝风内动、惊痫抽搐及肝阳上亢的头痛、头晕、目眩	能清热,尤适宜于热急动风与肝经阳热病症
	天麻		性平,无论寒热虚实皆可应用,并能祛风湿、止痹痛,可用治风湿痹痛以及肢体麻木、手足不遂等证
	蜈蚣	息风止痉、解毒散结、通络止痛之功效,二药常相须为用	性平,息风止痉、攻毒散结之力不及蜈蚣
	全蝎		力猛性燥,善走窜通达,息风止痉功效较强,又攻毒疗疮,通痹止痛效佳

附表 14 开窍药应用比较

分类	药名	共同功用	分类作用的特点及不同点
凉开	麝香	辛香之品,都能开窍醒神,常相须为用以治闭证	性温,开窍醒神作用极强,为开窍醒神要药,热闭、寒闭均可运用;还具有活血通经、止痛、催生下胎的功效,可用治血瘀经闭、癥瘕、跌打损伤、痹证疼痛、疮疡肿毒、咽喉肿痛及难产、死胎、胞衣不下等证
	冰片		开窍醒神之力不及麝香,且药性微寒,宜用于热闭。味苦、性寒,还具有清热解毒止痛之效,用于治疗火热目赤肿痛、喉痹、口疮及热毒疮疡肿痛、溃后不敛等证
温开	苏合香	芳香开窍,避秽化浊	性温,适于寒邪秽浊,阻滞气机,蒙蔽清窍
	檀香		性温,散寒行气,活血

分类	药名	共同功用	分类作用的特点及不同点
补气	人参	补脾气、补肺气、益气生津、益气生血、扶正祛邪，用于肺、脾气虚证，气津两伤证及正虚邪实证	补气力强，并能大补元气，可用治气虚欲脱的危重病症，还能安神益智、益气壮阳，可治气血不足的心神不安以及阳痿证等
	党参		补气力弱，但能养血，可用于血虚证等
	人参	补气要药，同用可增强补气之效	大补元气，复脉固脱，并能补心、脾、肺气，以及能安神增智，为治内伤气虚第一要药
	黄芪		以补脾、肺之气为主，并有补气升阳、益卫固表、脱毒生肌、利尿消肿等作用，可用于相应气虚的多种病症
	黄芪	均能补气、利水、止汗	补脾肺之气，补中气而升阳，长于治疗中气不足、气虚下陷诸症，黄芪补气利水，补气固表之力强于白术。还能补气托毒，补气生血，补气通络
	白术		主要补脾气，补中气长于治疗脾虚失运、水湿痰饮内停诸症；能补气燥湿、补气安胎等
	白术	均能健脾燥湿，治脾失健运、湿浊中阻	能补气健脾，并能固表止汗，益气安胎，可用治气虚自汗、气虚胎动不安等
	苍术		燥湿力强，尤宜于湿盛不虚者，还能祛风湿、发汗解表、明目，可治风湿痹痛、外感风寒湿表证，以及夜盲症等
补阳	杜仲	均归肝肾经，性偏温，均补肝肾、强筋骨、安胎，治肾虚腰痛脚弱、筋骨无力、胎动不安，相须为用	补益作用较好，且可安胎、降压，故肾虚腰酸、胎动不安、习惯堕胎及高血压肝肾不足或肝阳上亢者尤为常用
	续断		补肝肾、强腰膝，安胎作用虽不及杜仲，但能行血通脉、续筋骨，为补而不滞之品，又为妇科崩漏、乳汁不行、外科痈疽疮疡、伤科跌打损伤所常用

分类	药名	共同功用	分类作用的特点及不同点
补血	当归	均能补血，常相须为用，以治血虚诸症	补血行血，调经止痛，为妇科调经要药，可治血虚血寒诸症及风湿痹痛、痈疽疮疡，且能润肠通便，可用于血虚肠燥便秘证
	熟地黄		功专补血滋阴，益精髓，为补益肝肾精血要药，可治肝肾精血亏虚诸症
	生地黄	均能滋阴，可用治阴虚证	性寒，能清热凉血，养阴生津，长于治疗热入营血、热病伤阴、阴虚发热诸症，其滋阴力不及熟地黄
	熟地黄		性温，功专补血滋阴，益精髓，长于治血虚证及肝肾亏虚诸症
	白芍	同出一物，性微寒。前人谓"白补赤泻，白收赤散"，一语道破二者的主要区别。皆能止痛，均可用于治疗疼痛病症	白芍主于养血调经，敛阴止汗，平抑肝阳；主治血虚阴亏，肝阳偏亢诸症；长于养血柔肝，缓急止痛，主治肝阴不足，血虚肝旺，肝气不舒所致的胁肋疼痛、脘腹四肢拘挛疼痛
	赤芍		赤芍则长于清热凉血，活血散瘀，清泻肝火。主治血热、血瘀、肝火所致诸症。长于活血祛瘀止痛，主治血滞诸证，因能清热凉血，故血热瘀滞者尤其适宜
	当归	同归肝脾经，均能补血养血，调经止痛。同可用治血虚萎黄，眩晕心悸，月经不调，经闭痛经及疼痛等证	味甘，性温，又归心经，既补血，又活血，兼补虚散寒，故血虚、血瘀、血寒之月经不调、经闭痛经，尤以血虚寒滞者为宜，为补血和妇科调经的要药。且当归善于止痛，偏于补血活血，散寒止痛，善治血虚、血瘀、虚寒的疼痛，如虚寒腹痛、瘀血作痛、癥瘕积聚，跌打损伤，瘀滞肿痛，风湿痹寒，以及痈疽疮疡肿痛；又有润肠通便的功效，善治血虚肠燥便秘
	白芍		味苦酸甘，性微寒，善于养血敛阴，血虚、阴虚有热者为宜。善于止痛，偏于收敛肝阴，养血柔肝，缓急止痛，善治肝阴不足，血虚肝旺，肝气不舒，肝脾不和所致胁肋疼痛、脘腹、四肢拘挛作痛。又平抑肝阳，敛阴止汗，善治肝阳上亢所致头痛眩晕、烦躁易怒等证；与桂枝同用，又能调和营卫，可用治外感风寒、营卫不和之汗出恶风，也可用治阴虚盗汗等

分类	药名	共同功用	分类作用的特点及不同点
补阴	南沙参	肺养阴、益胃生津治肺热阴虚引起的燥咳或劳嗽咯血，以及热病伤津、舌干口渴、食欲不振	兼有化痰之功，略有益气作用
	北沙参		养阴、清热、生津之力优于南沙参
	麦冬	均为清热滋阴生津之品，具养肺阴、润肠通便之功，同治燥咳痰黏、劳嗽伤血、内热消渴及阴亏肠燥便秘。常相须为用	麦冬甘微寒，归心肺胃经，滋阴润燥清热力弱于天冬，而滋腻性较小为其所长。且能养胃生津、清心除烦，又治胃阴不足之舌干口渴、阴虚火旺之心烦不眠及心神不安等证。凡心肺胃三经阴伤有火之证，皆可用之，作用部位偏上
	天冬		甘苦大寒，归肺肾经，清火润燥之功强于麦冬，且可滋肾阴，长于滋肾阴而降虚火，作用部位偏下
	龟甲	均能滋阴清热，潜阳息风，相须为用，治疗阴虚发热、阴虚阳亢、阴虚风动	滋阴之力较强，并能益肾健骨、养血补心，可用于肾虚骨弱，心血不足以及阴虚有热的崩漏等证
	鳖甲		长于清虚热，并善于软坚散结，常用于阴虚发热、癥瘕、疟母等证

附表 16 收涩药应用比较

分类	药名	共同功用	分类作用的特点及不同点
敛肺涩肠	五味子	敛肺止咳、涩肠止泻、生津止渴。同用治肺虚久咳，久泻及津伤口渴之证	能滋肾、固精、敛汗及宁心安神，用于治疗遗精、滑精、自汗、盗汗、心悸、失眠、多梦等证
	乌梅		具安蛔止痛、止血及消疮毒之功，用于治疗蛔厥腹痛呕吐、崩漏下血、胬肉外凸等

分类	药名	共同功用	分类作用的特点及不同点
"	肉豆蔻	温中散寒、行气消胀、开胃,可治寒湿中阻及脾胃气滞的脘腹胀满、不思饮食及呕吐等	长于涩肠止泻,多用于脾胃虚寒的久泻
	豆蔻		长于芳香化湿,多用于湿浊中阻的脘腹胀满,有呕吐者更宜
固精缩尿止带	莲子	益肾固精,补脾止泻,止带,补中有涩,常用治肾虚遗精、遗尿、脾虚泄泻、脾肾虚带下等证	兼能养心,可治虚烦、心悸、失眠等证
	芡实		能除湿止带,为治虚、实带下的常用药

附 3:56 种中药特长

1.麻黄为发汗解表之要药。肺气壅遏所致喘咳的要药。

2.羌活以上半身疼痛风寒湿痹更为适宜。

3.白芷为治阳明头痛要药,治眉棱骨痛。

4.柴胡为治少阳证的要药。

5.栀子清泻三焦火邪而除烦。

6.黄芩善清肺火及上焦实热。

7.黄柏清泻下焦湿热。

8.金银花治一切内痈外痈的要药。有透营转气之功。

9.连翘长于清心火,散上焦风热。

10.蒲公英为治疗乳痈之要药。

11.鱼腥草为治疗肺痈之要药。

12.生地黄为清热、凉血、止血之要药。

13.牡丹皮为治无汗骨蒸之要药。

14.大黄为治疗积滞便秘之要药。

15.独活为治疗风湿痹痛的主药。腰以下寒湿痹痛为宜。

16.木瓜为治风湿痹痛、筋脉拘急之要药。

17.秦艽为治疗虚热的要药。

18.藿香为芳香化湿浊之要药。

19.厚朴为消除胀满之要药。

20.茯苓为利水消肿之要药。

21.茵陈为治湿热黄疸之要药。

22.附子温一身之阳为"回阳救逆第一品药"。

23.肉桂为治命门火衰之要药。

24.吴茱萸为治肝寒气滞诸痛之要药。

25.陈皮燥湿化痰,温化寒痰,为治痰之要药。

26.木香为行气止痛之要药。湿热泻痢里急后重要药。

27.香附为疏肝解郁,行气止痛的要药。

28.薤白散阴寒之凝滞,通胸阳之闭结,治胸痹之要药。

29.山楂治各种饮食积滞,为消化油腻肉食积滞之要药。

30.地榆泻火解毒敛疮,为治烫伤之要药。

31.三七止血而不留瘀,化瘀而不伤正,活血化瘀而消肿定痛,为伤科之要药。

32.白及为收敛止血之要药,治体内外诸出血证。

33.艾叶为治疗妇科下焦虚寒或寒客胞宫之要药。

34.川芎为"血中气药",是治疗血瘀气滞之要药。"头痛不离川芎"。

35.延胡索"行血中气滞,气中血滞,故专治一身上下诸痛",为活血化瘀止痛良药。

36.丹参善活血祛瘀,祛瘀生新不伤正,善调科调经水,治多种瘀血证,对血热瘀滞证更适宜。

37.红花为活血祛瘀、通经止痛之要药。

38.益母草为妇科经产之要药。

39.牛膝下行为治经产病之要药。

40.马钱子善消肿止痛,为伤科疗伤止痛之佳品。

41.苦杏仁为治咳喘的要药。

42.半夏止呕为燥湿化痰、温化寒痰的要药。

43.石决明为凉肝、镇肝之要药。

44.代赭石为重镇降逆之要药。

45.羚羊角为治疗肝风内动,惊痫抽搐之要药。

46.天麻为治眩晕、头痛之要药。

47.麝香为醒神回苏之要药。

48.人参为拯危救脱的要药。

49.黄芪为补中益气的要药。

50.白术为"脾脏补气健脾第一要药"。

51.鹿茸为温肾壮阳,补督脉,益精血的要药。

52.当归为补血之圣药。

53.熟地黄为养血补虚之要药。

54.阿胶为补血的要药。

55.五味子为治疗久咳虚喘之要药。

56.山茱萸既能补肾益精,又能温肾阳,平补阴阳之要药。